DE QUELQUES TROUBLES MÉCANIQUES

DE LA

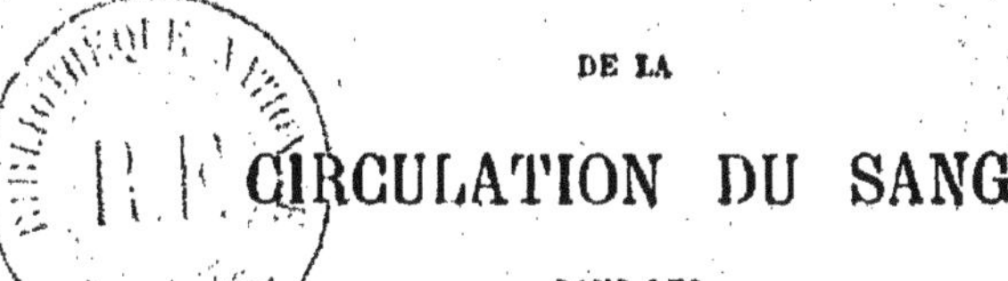

CIRCULATION DU SANG

DANS LES

MALADIES DU CŒUR

ET DANS LA

COMPRESSION DES VAISSEAUX

ÉTUDE MÉCANIQUE ET CLINIQUE

> « Me permettra-t-on une comparaison, dont je sens
> « autant que personne, je crois, l'énorme disparate et
> « presque l'inconvenance? Eh bien! je compare le
> « corps humain à une machine. »
>
> CORVISART. *Essai sur les maladies et les lésions organiques du cœur et des gros vaisseaux*, 3e édition, 1818. — Discours préliminaire, page XIX.

PAR

Frédéric BEAUDOUIN

DOCTEUR EN MÉDECINE DE LA FACULTÉ DE PARIS

PARIS

ALPHONSE DERENNE

52, Boulevard Saint-Michel, 52

1881

DE QUELQUES TROUBLES MÉCANIQUES
DE LA
CIRCULATION DU SANG
DANS LES
MALADIES DU CŒUR
ET DANS LA
COMPRESSION DES VAISSEAUX

ÉTUDE MÉCANIQUE ET CLINIQUE

« Me permettra-t-on une comparaison, dont je sens
« autant que personne, je crois, l'énorme disparate et
« presque l'inconvenance ? Eh bien ! je compare le
« corps humain à une machine. »

CORVISART. *Essai sur les maladies et les lésions organiques du cœur et des gros vaisseaux*, 3e édition, 1818. — Discours préliminaire, page XIX.

PAR

Frédéric BEAUDOUIN
DOCTEUR EN MÉDECINE DE LA FACULTÉ DE PARIS

PARIS
ALPHONSE DERENNE
52, Boulevard Saint-Michel, 52
1881

A LA MÉMOIRE

DE MON GRAND-PÈRE

DE MA TANTE ET DE MON ONCLE

A MA MÈRE

A MON PÈRE, A MON FRÈRE

A MA GRAND'MÈRE

A MON ONCLE, A MES TANTES

ET A TOUTE MA FAMILLE

A MES PREMIERS MAITRES

DE L'ÉCOLE DE MÉDECINE DE RENNES

A LA MÉMOIRE DE M. LE Dr BROCA

A MES MAITRES DANS LES HOPITAUX DE PARIS

MM. BUCQUOY, RENDU, DE SAINT-GERMAIN,
MONOD, TRÉLAT, POTAIN

A M. LE Dr LEGENDRE

A MON PREMIER MÉDECIN

M. LE Dr CLEREMBAULT

ET A TOUS MES COLLÈGUES D'ALENÇON

A MES CAMARADES

DES HOPITAUX DE RENNES ET DE PARIS

ET A TOUS MES AMIS

DE QUELQUES TROUBLES MÉCANIQUES

DE LA

CIRCULATION DU SANG

DANS LES

MALADIES DU CŒUR

et dans la compression des vaisseaux

ÉTUDE MÉCANIQUE ET CLINIQUE

> « Me permettra-t-on une comparaison, dont je sens « autant que personne, je crois, l'énorme disparate et « presque l'inconvenance? Eh bien! je compare le « corps humain à une machine. »
>
> CORVISART. *Essai sur les maladies et les lésions organiques du cœur et des gros vaisseaux*, 3e édition, 1818. — Discours préliminaire, page XIX.

PREMIÈRE PARTIE

DE QUELQUES TROUBLES MÉCANIQUES DE LA CIRCULATION DU SANG, DANS LES MALADIES DU CŒUR

INTRODUCTION

« Il n'y a dans l'économie aucun mouvement mécani- « que, ou susceptible d'être mesuré d'après les lois du « mouvement mathématique et abstrait » (1), a dit M. Pidoux dans son ouvrage récent. L'auteur avoue d'ailleurs qu'il est en contradiction avec presque toute la science moderne, ce qui nous met à notre aise.

1. Pidoux. — Lois de circulation du sang, 1879. — Page 8.

Sans croire en effet, avec une école iatrique qui a eu ses jours de gloire, que tout se passe dans l'organisme comme dans une machine ; que les éléments vivants n'ont pas d'autres propriétés que l'étendue, la résistance, etc. ; sans croire que toute la physiologie se réduit en physique et chimie, et que ces sciences, bien approfondies se réduisent elles-même en mécanique, nous n'en sommes pas moins convaincu que les principes éternels des mathématiques ne perdent jamais leurs droits, et que tout ce qui est nombre, étendue et résistance, retombe par là même, plus ou moins directement dans le domaine de l'arithmétique, de la géométrie, de la mécanique. Autrement dit, nous croyons que les corps organisés possèdent des propriétés de trois ordres : — propriétés *physico-mécaniques*, — propriétés *chimiques*, — propriétés *vitales*.

Et il faut autant d'aveuglement pour nier les premières que pour méconnaître les dernières. « Ceux-là diront « peut-être un jour que le poids d'un animal vivant n'est « pas de même nature que celui d'un cadavre (1) », dit M. Marey en parlant de ces ennemis acharnés de tout iatrisme.

Après bien des oscillations, il est vrai, la médecine semble aujourd'hui fixée dans un sage éclectisme, aussi éloignée de répudier les applications des sciences physiques et mathématiques, que de vouloir se jeter dans un iatrisme grossier, qui ne verrait dans la contractilité musculaire, l'évolution de l'œuf, la sensibilité même et la volonté aucune

1. Marey. — Recherches sur la circulation du sang à l'état physiologique et dans les maladies.— Thèse de doctorat, 1859. Page 0.

propriété absolument spéciale à la matière organisée, travaillant sous l'influence de cette inconnue : la vie.

La circulation du sang est peut-être le champ où iatriques et vitalistes se sont le plus donné carrière de toute antiquité ; c'est peut-être aussi le champ où ils s'accordent le mieux aujourd'hui.

« De Galien à Harvey, il semble que le sang ne fait que « se former. De Harvey à nous, on dirait qu'il ne fait plus « que circuler (1) », dit M. Pidoux.

Les anciens en effet, dans leurs études sur le cœur et le sang, sont principalement (je ne crois pas qu'il faudrait dire exclusivement) des vitalistes. Les doctrines de Platon et même d'Hippocrate sont sans doute un peu mystérieuses ; nous ne connaissons guère Erasistrate que par les citations de Galien qui le combat. Mais déjà ses théories semblent plus nettes ; et aussi un peu plus mécaniques.

Le cœur agit à la façon d'un moteur pour chasser le sang dans les veines dont il n'est qu'un renflement. La respiration fait pénétrer mécaniquement l'air dans les artères à travers les porosités du poumon (2). Dans sa manière de voir, il y a, comme le fait remarquer Flourens (3), trois grandes erreurs : 1° les artères ne contiennent que de l'air ; 2° la cloison du cœur est perforée ; 3° le cœur chasse le sang dans les veines. Galien se charge de réfuter la pre-

1. Pidoux, op. cit. — Introduction, page 8.

2. *Arteriarum expletionis gratia respiramus velut Erasistratus pretat* (*De utilitate respirationis*). — Galien.

3. Flourens. Histoire de la découverte de la circulation du sang. Deuxième édition, 1857. Page 14.

mière erreur, et il insiste sur le rôle mécanique du cœur, muscle analogue aux autres muscles de l'économie.

Toute l'antiquité et le moyen âge vécurent sur les travaux de Galien. Mais déjà, si le problème n'était pas résolu, il était posé : un contenant, un contenu, un moteur (1), avait dit longtemps auparavant Hippocrate. C'est la formule de tout problème d'hydraulique.

Les savants de la Renaissance, Servet, les Écoles de Pise et de Padoue (Vesale, Colombo, Cesalpin) se chargèrent de réfuter la deuxième erreur d'Erasistrate. Servet et Colombo démontrent la circulation pulmonaire, Cesalpin entrevoit la grande circulation. Sarpi et Fabrice d'Aquapendente décrivent les valvules veineuses. Mais tous ces auteurs, on peut le dire, ne sont que les précurseurs d'Harvey.

« C'est pour avoir démontré ce que les autres n'avaient que vu, ou même n'avaient qu'entrevu, qu'Harvey est le grand Harvey (2). »

Son livre en effet est une renovation dans la science. Les découvertes de Servet, de Colombo, de Cesalpin, de Fabrice d'Aquapendente resteront éternellement. Mais ce ne sont pour ainsi dire que des faits isolés. La découverte de Servet reste enfouie dans un livre absurde. Comme Vesale avait refait l'anatomie, on peut dire qu'Harvey *découvre* la physiologie moderne, en établit les bases, en démontre les principes, en donne la méthode.

Or, son livre, « le plus beau livre de physiologie » est une longue argumentation iatrique. Sans doute, les vivi-

1. Contenta, Continentia, *Enormonta*.
2. Flourens. Op. cit. Page 262.

sections ne font pas défaut. Son ouvrage serait incomplet s'il n'était basé sur l'expérience directe. Mais aussitôt Harvey cherche à établir la circulation par des inductions tirées de la force motrice du cœur, de la quantité énorme de sang qu'il débite à chaque instant et qui est bien supérieure à ce que fournit l'alimentation et qui ne saurait d'ailleurs tout entière se transformer en chair, de la forme et de la disposition des valvules veineuses, enfin du gonflement des veines au dessous de la ligature pendant une saignée (1).

Harvey ne vit jamais la démonstration directe de la circulation. Le spectacle du passage du sang dans les capillaires était réservé à Malpighi.

On reconnaîtra que le grand vulgarisateur de la découverte d'Harvey, Descartes, se basa surtout sur les arguments des iatriques.

Son génie s'arrangeait mieux de raisonnements abstraits que des investigations de l'expérience ; sa physiologie a l'empreinte de sa méthode philosophique.

C'est un fait remarquable que les contradicteurs d'Harvey le poursuivent à la fois sur le terrain de l'érudition et de la mécanique. Si ce n'est un respect suranné pour le cœur, centre de toute vie, je ne vois pas Riolan, Primerose,

1. Harvey. Traduction Richet. Page 111 : « 1° Le sang poussé par « la contraction du cœur passe continuellement de la veine cave « dans les artères en si grande quantité que les aliments ne sau- « raient y suffire, et la totalité du sang suit ce passage en un temps « très court ; 2° le sang poussé par les pulsations artérielles pénètre « continuellement dans chaque membre et chaque partie du corps, et « il en entre ainsi bien plus que la nutrition du corps ne l'exige, et bien « trop pour que la masse du sang y puisse suffire ; 3° les veines ramè- « nent constamment le sang de chaque membre dans le corps. »

Parisanus, faire appel à la prétendue opposition entre les lois physiques et les lois vitales : « Les artères n'ont pas de valvules, tandis que les veines en ont ; par conséquent le cours du sang est plus rapide dans les artères que dans les veines, il amènerait donc plus de sang qu'il n'en part, ce qui est absurde.

« Si la circulation existe et que le sang des artères soit continuellement poussé dans les veines, les valvules sont inutiles. Les valvules ne peuvent jamais fermer exactement la cavité du vaisseau ; à quoi peuvent-elles alors servir sinon à renforcer les parois veineuses (1). » Tous ces raisonnements sont faux ; mais Primerose reste sur le terrain mécanique d'Harvey et de Descartes, quand il ne se perd pas dans un culte trop profond de l'antiquité. « Quant à Aristote il a tout observé et personne ne doit oser venir après lui (2). » Cela dispense d'arguments.

Le rôle mécanique du cœur est établi par Harvey ; les vieux docteurs sont morts, les Riolan, les Gui-Patin, sont tombés sous les sarcasmes de Molière et de Boileau, et les circulateurs ont pour eux les poètes, le public et la haute protection de Louis XIV (3). Le rôle des petits vaisseaux

1. 2. Œuvres d'Harvey. Traduction Richet.
Notes et observations, pages 251 et 252.

3. Ici finit par conséquent l'histoire ancienne du cœur. Les auteurs cessent de le considérer comme le centre de la vie, le lieu de formation des esprits, le siège de l'âme. Mais la légende dure plus longtemps que l'histoire et les anciennes locutions scientifiques et philosophiques restent dans le langage populaire, et dans celui de la poésie et de la religion. Si les théologiens ont quelquefois, surtout dans ces derniers temps, fait en parlant du cœur, preuve d'une grande ignorance sur le sujet qu'ils avaient la prétention de traiter, d'autre part,

dans la circulation ne fut étudié que plus tard. Malpighi assiste au passage du sang à travers les capillaires. Haller se perd des heures entières en contemplation devant ce spectacle. Quelle est la cause du mouvement du sang à travers ces capillaires ?

Harvey ne reconnaissait pas d'autre moteur au sang que le cœur. Il en fut de même des premiers observateurs de Haller (qui émet cependant quelques doutes), de Spallanzani qui entreprend de prouver que toutes les modifications que l'on voit dans la circulation capillaire ont une cause centrale. Mais nous arrivons à Hunter, pour qui le sang est simultanément mobile et moteur, à Bichat pour qui la nature organisée est en dehors de toutes les lois de la nature physique.

Ce dernier auteur crut que l'action du cœur s'arrêtait aux capillaires. Arrivé à ce point, les frottements divers, les causes de ralentissement avaient épuisé toute la force motrice initiale, et le sang dès lors se serait arrêté, si un

bien des folliculaires, généralement d'ailleurs étrangers à la médecine, ont montré un grand pédantisme en voulant bannir des métaphores consacrées par le temps et qui ne font point souffrir les intérêts de la science. M. l'abbé Riche a rendu service à la religion et à la physiologie en établissant les limites de la science et de la légende, de la réalité anatomique et de la poésie religieuse, deux choses également respectables. Il a montré qu'il ne fallait voir dans des locutions vénérables par leur ancienneté, dans des images consacrées, que des emblèmes allégoriques qui n'ont point la prétention de faire rétrograder la science de deux siècles (Voir l'abbé Riche. Les merveilles du cœur. — Les fonctions de l'organe cardiaque et la polémique avec le R. P. Ramières).

nouvel agent ne lui avait servi de moteur. Ce nouvel agent c'était la contractilité des capillaires (1).

Broussais soutint la même théorie, dans « deux mémoires assez pauvres, qui ne sont pas exempts de fautes d'anatomie », dit Bérard (2).

M. Schultz (3) a été encore plus loin, et a fait des capilaires, sous le nom de système périphérique, un réservoir sanguin complètement indépendant du système central, et possédant une circulation propre.

Magendie fit prompte et bonne justice de ces assertions : « Cette action des capillaires, dit-il, a-t-elle été vue par quelques observateurs ? Tombe-t-elle sous les sens ? Non, on la suppose » (4). Puis il fait voir que cette contractilité existât-elle ne pourrait faire jouer aux capillaires le rôle de cœur périphérique, de moteur. En raison de l'absence de valvules, ils chasseraient le sang tout aussi bien vers les artères que vers les veines : « Concluons donc que l'ac-

1. « Si le trajet des deux circulations, à sang noir et à sang rouge était moindre, elles pourraient se passer de cet agent d'impulsion intermédiaire » (Le cœur). Bichat. Anatomie générale, édition de Béclard, II, p. 8.

« Le sang, d'après ce que nous venons de dire, et ce que nous dirons encore dans le système capillaire est manifestement hors de l'influence du cœur, lorsqu'il arrive dans les veines. » Bichat, loc. cit. Page 228.

Béclard fait déjà remarquer en note que l'opinion de Bichat est exagérée.

2. Bérard, cours de physiologie, tome III, page 773.

Broussais. Mémoires de la Société médicale d'émulation, t. VII, p. 9.

3. Das system der circulation, page 268.

4. Magendie. Précis élémentaire de physiologie, tome II, 1817, page 308.

tion des capillaires pulmonaires sur le mouvement du sang dans les veines pulmonaires est une supposition gratuite, un *jeu d'esprit* et une *chimère*, et que la véritable cause du passage du sang de l'artère dans la veine pulmonaire est la contraction du cœur droit. »

On a vivement reproché à Magendie d'avoir nié le rôle de la contractilité des capillaires dans la circulation.

Nous ne croyons pas ce reproche entièrement justifié. Sans doute il n'a pas connu les vasomoteurs : mais il fait toutes ses restrictions à ce point de vue. Il déclare que les capillaires, tout passifs qu'ils sont, se prêtent plus ou moins bien au cours du sang : « Suivant qu'ils sont *distendus* ou *contractés*. » Et un peu plus loin : « La huitième « paire paraît avoir une grande influence sur le passage du « sang à travers les poumons. Il est très probable qu'elle « modifie la disposition des capillaires de ces organes (1). »

Nous ne devons pas oublier Poiseuille, le collaborateur de Magendie, le plus mécanicien de tous les physiologistes, qui par ses expériences ingénieuses, a établi les lois de l'hydraulique vitale, sur lesquelles nous aurons maintes fois l'occasion de nous appuyer. Pour lui, comme pour Magendie, les capillaires sont absolument passifs.

Une semblable doctrine ne saurait être admise depuis la découverte des vasomoteurs par Cl. Bernard et Brown-Séquard. Remarquons néanmoins que les capillaires en modifiant leur calibre ne créent pas une force motrice nouvelle.

1. Si Magendie ne revient pas sur ces points de vue dans ses phénomènes physiques de la vie, c'est que, comme il a soin de le répéter, il laisse de côté tous les phénomènes vitaux qui ne dépendent pas des lois physiques et mécaniques.

Le cœur reste le moteur unique. Les capillaires ne font que diminuer ou augmenter l'obstacle par leurs mouvements de dilatation ou de retrait.

De nos jours les phénomènes mécaniques de la vie ont été explorés à l'aide d'une nouvelle et puissante méthode, appliquée surtout à l'étude de la circulation. Nous voulons parler des appareils enregistreurs. Si Helmontz les employa le premier, c'est M. Marey qui a fait voir tout le parti qu'on en peut tirer, et qui grâce à eux a apporté dans l'étude de l'hydraulique de la circulation une précision jusqu'alors inconnue.

La lumière est donc faite aujourd'hui sur ce grand problème d'hydraulique : la circulation du sang. Le sang se meut d'une façon absolument passive. Le cœur est le moteur unique, le réservoir est une série de canaux élastiques (1) et contractiles.

Enfin, toutes choses égales du côté de l'innervation du cœur, le travail de ce moteur reste constant, c'est-à-dire que le *débit* est inversement proportionnel à la résistance (2).

1. M. Marey a démontré que l'élasticité a une double utilité : 1° transformer le mouvement de saccade des systoles en un mouvement continu. 2° Diminuer la déperdition de force et faciliter ainsi le travail du cœur. Marey. Recherches hydrauliques sur la circulation du sang. *Annales des sciences naturelles*. Zoologie 1857, 2e série, t. VII p. 329.

2. Marey. Physiologie de la circulation du sang. De l'uniformité du travail du cœur. *Comptes rendus de l'Académie des sciences* 1873, tome II. De la vitesse et de la pression du sang. Laboratoire de Marey 75 et 76. Nous n'avons pas parlé de quelques forces accessoires qui viennent en aide au cœur. La *respiration*, les contractions musculaires, etc.

L'histoire de la pathologie du cœur n'a pas eu des fortunes aussi diverses que celle de sa physiologie. Les anciens l'ignorent complètement. Morgagni et Lancisi ne donnent que des descriptions d'anatomie pathologique. Sénac le premier donne à la fin de son traité de la Structure du cœur, une étude clinique sur ses maladies. Dans cette étude, Senac tient un large compte à la fois des causes vitales et des causes mécaniques. S'il attribue les hydropisies à l'affaiblissement de l'esprit vital (1), il les attribue en même temps au relâchement des vaisseaux. Il donne à la dilatation du cœur les causes mécaniques qu'on lui reconnaît encore de nos jours, les fièvres, les obstacles mécaniques, les efforts.

Corvisart est un des fondateurs de l'école clinique française. La devise que nous avons tirée de son discours préliminaire, indique assez dans quel esprit est fait son ouvrage. M. Bouillaud écrit dans le même esprit.

Dès lors l'école française, dans l'étude des maladies du cœur, se place surtout au point de vue des troubles mécaniques. Nous reviendrons dans le cours de cet opuscule sur les théories émises. Disons seulement ici que le cœur est longtemps considéré comme le seul organe malade dans les affections cardiaques, et que l'on ne s'occupe que des désordres dont il est la cause.

Et cependant M. Bouillaud avait démontré que presque toutes les lésions cardiaques reconnaissent pour cause une maladie générale, ou mieux, ce que l'on a appelé depuis

1. Sénac — Traité de la structure du cœur, de ses fonctions et de ses maladies — 2e édition 1783 — t. II Pages 321 et suivantes.

une diathèse : le rhumatisme. Gendrin insista à son tour sur l'impuissance des troubles mécaniques à amener seuls les désordres observés. Il faut des causes générales.

Contrairement à l'école française, ce fut le caractère de l'école anglaise, représentée par Stokes, de négliger les causes mécaniques, pour tenir compte surtout des causes générales et constitutionnelles.

Née en France, cette doctrine n'a pas tardé à y rentrer. Mais elle y a subi quelques modifications. Cl. Bernard découvrait les vasomoteurs ; M. Marey montrait le rôle de l'élasticité des vaisseaux. Il n'était plus permis de négliger les vaisseaux artériels et capillaires. A la doctrine un peu vague des diathèses, on substitua l'étude anatomique, physiologique et clinique des lésions des petits vaisseaux; M. Mauriac (1) fit voir que la diathèse rhumatismale, goutteuse etc. frappe non seulement le cœur, mais tout l'arbre circulatoire; M. Rigal (2), dans sa thèse de 1866, considéra les lésions des petits vaisseaux comme une condition indispensable à l'asystolie.

Peut-être a-t-il été un peu loin. C'est du moins l'opinion de M. Maurice Raynaud. Peut-être trouve-t-on dans les promoteurs de cette doctrine plus de brillantes considérations que de solides démonstrations. Nous croyons néanmoins qu'aujourd'hui il est impossible de ne pas tenir grand compte de l'asténie cardio-vasculaire, si brillamment

1. Mauriac. *Essai sur les maladies du cœur, de la mort subite dans l'insuffisance aortique. Thèse de doctorat*, 1860.

2. Rigal. *De l'affaiblissement du cœur et des vaisseaux dans les maladies cardiaques. Thèse de doctorat Paris*, 1866.

soutenue dans les cliniques de M. le professeur Peter (1).

Mais les troubles de la circulation sont-ils moins des troubles mécaniques parce qu'on a démontré que leur source est en partie dans les obstacles périphériques?

Le problème se trouve compliqué de quelques éléments de plus à résoudre, de quelques données de plus dont il faut tenir compte. En est-il moins pour cela un problème d'hydraulique? « L'école mathématique nouvelle, qui « accorde la contractilité à tous les vaisseaux, n'est pas « plus vitaliste pour cela, que l'ancienne qui ne l'accordait « qu'au cœur », dit M. Pidoux. Nous dirons plus exactement, je crois, qu'elles n'ont pas cessé l'une et l'autre d'être à la fois vitalistes et iatriques, considérant que le moteur pour être animé, que le mobile pour être vivant, n'échappent pas aux lois éternelles et nécessaires de toute matière.

Nous espérons donc que l'on nous excusera d'avoir tenté d'examiner à un point de vue mathématique la circulation du sang dans les maladies du cœur. Sans doute, ce n'est que par une pure abstraction, que l'on peut isoler les phénomènes mécaniques des phénomènes vitaux, qui ne se voient jamais séparés. L'étude mathématique de la circulation normale n'a pas dit, croyons-nous, son dernier mot. Celle de la circulation à l'état pathologique est moins avancée encore. Nous espérons prouver que, sous ce terme vague d'enrayement de la circulation, on a mêlé plusieurs phénomènes sans les distinguer.

La *pression* vasculaire et la vitesse du sang dans les lésions cardiaques ne peuvent guère être étudiées expérimentalement. Elles ne peuvent être étudiées cliniquement

1. Peter. *Mouvement médical de* 70 *et cliniques de la Pitié.*

qu'en invoquant le secours perpétuel des *appareils* et des raisonnements *mathématiques*, quelquefois même des calculs.

Nous croyons que l'on a trop souvent fait des confusions regrettables ; que les mots de stase, de ralentissement du sang, d'augmentation de la pression vasculaire, sont souvent pris à tort comme synonymes (1). Nous espérons par une analyse exacte des conditions mécaniques de l'écoulement, dissiper, au moins en partie, cette confusion.

S'il m'arrive de heurter quelques opinions ayant cours, professées par les maîtres que je vénère le plus, je prie ces maîtres de ne pas y voir la marque d'une sotte vanité et d'un désir ridicule de dire le contraire des hommes éminents. C'est à mes maîtres que je dois tout ce que je sais, tout ce dont je suis capable; et si mes raisons sont jugées bonnes, ce sera encore indirectement le fruit de leur enseignement. Et je répéterai, en m'abritant sous l'autorité du grand Harvey :

« Tous les hommes consciencieux, bons et honnêtes, ne « se laissent pas envahir par la passion de la colère ou de « l'envie au point de ne pas écouter avec sang froid ce « qu'on dit en faveur de la vérité, et de repousser une « démonstration exacte (2). »

1. Nous ferons en effet dès à présent remarquer que beaucoup d'auteurs depuis *Bichat* jusqu'à nos jours, semblent croire que si le sang *stagne*, cela est nécessairement le résultat d'un obstacle à l'écoulement. Disons tout de suite, que ce ralentissement peut tenir également à la diminution de la focre impulsive, de la vis a tergo et aussi à une dilatation du canal, à l'asténie vasculaire de M. le professeur Peter.

2. Harvey. — Traduction de M. Richet. — Dédicace, page 43.

CHAPITRE I

CAUSE MÉCANIQUE DE QUELQUES LÉSIONS ORGANIQUES DU CŒUR.

Une lésion organique du cœur étant donnée, une série d'autres lésions en résulte. Cette propagation peut se faire de deux façons :

1° Tantôt le travail pathologique, inflammatoire ou autre, gagnant de proche en proche, s'étend d'une valvule à une valvule voisine ;

2° Tantôt la première lésion ayant créé un obstacle mécanique à l'issue du sang, les orifices voisins sont dilatés par la pression excessive qu'acquiert le sang.

Ce second mode pathogénique (que nous ne croyons pas le plus fréquent) est le seul qui rentre dans le domaine de notre étude.

§ 1. — *Insuffisance mitrale consécutive à une lésion aortique.*

Si l'on songe à l'épaisseur des parois du ventricule gauche, et par conséquent à la force qu'il faudrait pour le dilater au niveau de son orifice mitral ; si l'on songe d'autre part que c'est le ventricule lui-même qui met en jeu la force que l'on suppose capable de le dilater, on en arrivera à se demander, avec MM. Potain et Rendu, si le ventricule ne peut pas toujours se résister à lui même (1) ? On ne sera pas surpris de voir M. Maurice Raynaud mettre en doute : « Que la dilatation ventriculaire puisse aller comme on l'a « dit, jusqu'à permettre le reflux du sang dans l'oreillette « à travers la valvule mitrale devenue insuffisante (2). »

On a lieu, je crois, d'être plus surpris de lire dans la thèse de M. Tourtelot : « Qu'à la suite d'un rétrécissement « aortique, il peut survenir une dilatation de la cavité ven- « triculaire gauche ; que de violentes palpitations peuvent « donner lieu à la rupture d'une colonne charnue ou d'un « tendon valvulaire, et amener par le fait une lésion de la « valvule mitrale, qui n'a plus son jeu habituel. Nous pen- « sons, ajoute l'auteur, que les lésions mitrales sont plus « souvent les conséquences des lésions de l'orifice aortique, « que ces dernières ne sont la conséquence des lésions de « l'orifice mitral (3). » Je cherche les observations à l'appui. Je n'en trouve aucune, dans la thèse de M. Tourtelot.

Ces faits néanmoins sont théoriquement possibles. C'est à cause de leur rareté excessive que j'ai cru utile d'en publier un extrêmement net, dont l'observation a été prise par moi dans le service de M. Bucquoy.

Il s'agit, comme on le verra (observation I), d'un homme qui mourut le jour même de son entrée à l'hôpital, en pleine asystolie. On trouva un rétrécissement avec insuffi-

1. Potain et Rendu. Art. *Cœur* du *Dict. encyclopédique*, page 55[illegible].
2. Maurice Raynaud. Art. *Cœur* du *Dict. pratique*, page 587.
3. Tourtelot. *De la coïncidence des lésions mitrale et aortique*, *Thèse de doctorat*, 1875, page 21.

sance aortique, avec une large dilatation de l'orifice mitral, dont la valvule était d'ailleurs parfaitement saine, mais insuffisante.

J'ai cherché dans les auteurs si je ne trouverais pas quelques faits à rapprocher de celui-ci. J'ai en vain parcouru les observations de Corvisart, Bertin, Bouillaud, Stokes, Gendrin, Beau, etc., et de beaucoup de thèses (1). J'y ai vu quelquefois affirmer la lésion dont je parle ; je ne l'ai pas vue démontrée par l'examen. J'en étais presque arrivé à croire mon observation unique ; mais j'ai trouvé dans la thèse de M. Léger (2) un fait semblable qui ne laisse aucun doute. Dans sa première observation, il s'agit d'un homme qui, après un séjour à l'hôpital, pendant lequel il avait présenté plutôt les symptômes d'une lésion aortique que d'une lésion mitrale, n'ayant que peu d'œdème, succomba et présenta les lésions de l'aortite et une insuffisance mitrale par simple dilatation. Il est dit que l'on passait aisément trois doigts par l'orifice.

L'observation III, du même auteur, établit un autre fait non moins curieux. Dans des cas de dilatation avec hypertrophie, la valvule participe quelquefois à l'hypertrophie. Dans ce cas, en effet, l'orifice mitral est trouvé dilaté ; mais « la valvule paraît s'être prêtée à la dilatation de « l'orifice (3). »

1. J'avoue avoir parcouru plutôt que lu la plupart de ces observations. Un fait isolé a pu m'échapper.

2. Léger. *L'aortite aiguë*. Thèse de doctorat, 1877.

3. L'observation VI nous semble laisser des doutes. Il est dit seulement que les valvules mitrales sont distendues.

Parmi les faits analogues, mais non plus identiques au nôtre, nous citerons le fait célèbre observé par M. Jaccoud. A la suite d'une symphise cardiaque, cet observateur trouva les orifices aortique et mitral dilatés et insuffisants. « Le défaut d'occlusion de l'orifice auriculo-ventriculaire « gauche par dilatation simple de l'orifice mitral et du ven- « tricule gauche, dilatation qui a eu pour conséquence l'in- « suffisance de la valvule bicuspide, voilà qui n'a pas encore « été noté (1). » Le mécanisme est différent, mais la lésion est la même que dans notre observation.

Dans un fait signalé par Harvey, au contraire, le résultat anatomique est différent, le mécanisme est le même que dans notre cas, et propre à jeter la lumière sur lui. Il s'agit d'un grand seigneur, chevalier de la Toison d'Or, qui après des accès de suffocation répétés, et semblables à ce que l'on nomme aujourd'hui l'angine de poitrine, succomba dans un violent accès, atteint de cachexie et d'hydropisie. « Le sang ne pouvant couler dans les artères avait « brisé et perforé la paroi même du ventricule gauche ; en « effet, il y avait un trou assez grand pour que j'y puisse « facilement mettre un de mes doigts (2). »

Le mécanisme de l'insuffisance mitrale secondaire est universellement connu. Le sang éprouvant une grande difficulté à sortir par l'orifice, fait effort sur les parois. — D'un autre côté le ventricule se vide mal, se trouve ainsi, même pendant la diastole, soumis à une certaine pression. Il n'y a jamais de repos complet ; le cœur se fatigue, se dilate.

1. Jaccoud. *Sur un cas de symphise cardiaque*, etc. *Gazette hebdomadaire*, 13 décembre 1861, p. 799.

2. Harvey. 2ᵉ réponse à Riolan, traduction Richeth, p. 227.

La dilatation peut, semble-t-il, porter sur l'orifice mitral lui-même.

Les travaux de M. Marey (1) me semblent avoir jeté un certain jour sur ces phénomènes mécaniques. Dans ses études sur la systole inefficace il a fait voir que, dans certains cas, où le cœur éprouve une grande difficulté à se vider, sa contraction reste *inefficace*, c'est-à-dire n'envoie point de sang dans l'aorte. — Tel était le cas d'un malade chez lequel régulièrement, deux systoles cardiaques correspondaient à une seule pulsation radiale. Or dans ces cas, M. Marey a noté quelquefois une insuffisance mitrale passagère, régulière comme la systole inefficace, et reconnaissant le mécanisme suivant : augmentation croissante de la pression artérielle pendant les systoles précédentes. Cette augmentation de pression, jointe à l'obstacle matériel, empêche le ventricule de se vider, et les valvules mitrales se soulèvent ou sont écartées comme des soupapes de sûreté.

Pendant cette systole inefficace, la pression baisse dans les artères et la systole suivante sera efficace. Or, qu'un tel reflux se répète, et l'orifice sera bientôt dilaté d'une façon permanente.

Je n'insisterai pas pour faire voir qu'on aurait grand tort de considérer cette insuffisance mitrale consécutive comme fréquente. M. Peter, dans ses cliniques (2), semble la considérer comme une conséquence des lésions aortiques, fréquente, et même nécessaire à la production des troubles consécutifs (3). La difficulté que nous avons eue à réunir

1. Marey. — Travaux du laboratoire de 1875.

2. Peter. *Cliniques médicales*, t. I. Tableau n° 2, page 28.

3. M. Peter cite un fait à l'appui de son opinion. Nous ne le

deux ou trois observations, montre combien cette opinion nous semble exagérée.

§ 2. — *Insuffisance tricuspidienne consécutive à une lésion mitrale.*

Nous aurons plus tard à revenir sur les troubles mécaniques que produisent les lésions mitrales et tricuspidiennes.

Contentons-nous de dire pour le moment, que les lésions mitrales amènent une augmentation de la pression dans toute la petite circulation. On comprend dès lors que, la pression dans l'artère pulmonaire étant très élevée, la valvule tricuspide devienne insuffisante, par le même mécanisme que précédemment la valvule mitrale.

Hunter, Adams, King, M. Luton, ont démontré cliniquement et expérimentalement que, à l'état normal, la valvule tricuspide cède à un effort même modéré ; qu'elle est normalement insuffisante, ou du moins facile à forcer, agissant comme une soupape de sûreté.

Gendrin (1) fit remarquer le premier, à ce qu'il prétend, cette insuffisance tricuspidienne secondaire. « Dans un « très grand nombre de cas, peut-être même dans la plu- « part des maladies du cœur très avancées », dit-il.

croyons pas démonstratif. Car il est dit : « Les lames valvulaires présentent quelques plaques athéromateuses. »

1. Gendrin. *Leçons sur les maladies du cœur*, 1842. T. I, p. 139. Cependant dès 1834, Littré dans le *Dict. en* 30 *vol.*, combat cette opinion. Elle avait donc déjà cours de son temps.

Quelques auteurs en ont fait, avec M. Parot (1), la lésion constante et nécessaire de l'asystolie. Nous examinerons plus tard si cette opinion n'est pas exagérée.

1. Parot. Article *Asystolie* du *Dict. encyclopédique.*

CHAPITRE II

DES MODIFICATIONS DE LA PRESSION ET DE LA VITESSE DU SANG DANS LES MALADIES DU COEUR

Les modifications de la pression et de la vitesse du sang ont été invoquées, depuis les premières études sur les maladies du cœur, pour expliquer non-seulement les palpitations, les modifications du pouls, mais aussi la teinte violacée, le facies, le gonflement et les battements des veines, les phénomènes décrits depuis sous le nom d'asystolie, l'anasarque.

Sénac et même Corvisart ne paraissent avoir que des idées vagues sur les troubles de la circulation du sang. Ils voient où ils entrevoient que le cœur se contracte faiblement et irrégulièrement, qu'il rencontre quelques obstacles inaccoutumés. Ils disent que la circulation est *enrayée*. On a beaucoup usé de ce mot qui ne précise pas le mode des désordres.

Andral, dans ses notes au traité d'auscultation de Laënnec (1), me semble avoir le premier cherché à préciser les troubles de la circulation. Et pour lui, comme pour la plupart des auteurs suivants, quelle que soit la lésion, le désordre est toujours de même nature : il y a augmentation

1. Laënnec. *Traité d'auscultation médiate*; 3me édition revue et annotée par Andral, T. III.

de la pression veineuse, soit en raison d'un obstacle à l'écoulement du sang, soit parce que le cœur se laisse distendre par le sang et dès lors ne reçoit plus ce liquide, qui s'accumule en amont, dans les veines. Dans sa clinique, il compare les hydropisies de cause cardiaque à celles que M. Bouillaud, et antérieurement Fodéra, amenaient en liant les veines (1).

Cette théorie acceptée presque sans conteste, n'a fait que prendre plus de précision jusqu'à nos jours.

Les expériences de Bouillaud (2) devaient lui faire partager entièrement cette manière de voir.

Beau (3) ajoute que le cœur en asystolie émet moins qu'il ne reçoit. D'où on le comprend une surcharge bientôt énorme.

J. Cruveilhier (4) ne semble pas soupçonner d'autres troubles de la circulation du sang que l'augmentation de pression qui survient de l'obstacle situé en amont des veines.

MM. Jaccoud et Maurice Raynaud ne tiennent pas un autre langage. Ils apportent seulement une plus grande précision.

Déjà cependant, dès l'époque d'Andral et de M. Bouillaud, Gendrin trouvait que l'augmentation de pression dans les

1. Andral. *Clinique médicale*, 1840, T. III.

2. Bouillaud. *De l'oblitération veineuse etc. Archives de médecine* 1823, T. II p. 188.

3. Beau. *Recherches d'anatomie sur une forme spéciale de dilatation et hypertrophie du cœur etc. Archives de médecine* 1853, 5me série t. I p. 21 et, *Traité d'auscultation*, 1856.

4. Cruveilhier. *Anat. pathol. générale*, T. II p. 466 et 717.

veines n'était pas toujours très claire, et rendait incomplètement compte des faits observés. On sait que Stokes, M. Mauriac, etc., insistèrent sur cette manière de voir.

M. Grisolles (1) au chapitre des causes des hydropisies, fait appel à la *lenteur* de la circulation. Plusieurs fois cependant il semble être tombé dans la confusion que nous avons déjà signalée, considérant le ralentissement comme toujours dû à un obstacle.

Nul, plus que Monneret (2), n'a insisté sur le ralentissement du cours du sang comme cause des désordres circulatoires. Nous aurons à revenir sur ces idées que nous croyons éminemment sages. Si le mémoire de Monneret a été presque oublié, c'est qu'il contenait une confusion regrettable entre les lésions de tous les orifices du cœur.

En effet, Gendrin, Andral, Cruveilhier avaient déjà fait voir que les lésions aortiques étaient des causes relativement peu fréquentes de cachexie cardiaque et d'anasarque. Mais je crois que nul, mieux que mon maître M. Bucquoy, n'a insisté sur les différences énormes à tous les points de vue, qui séparent les lésions mitrales des lésions aortiques.

Il faut aussi, nous l'avons dit dans notre introduction, tenir compte, non-seulement du cœur, mais aussi de l'état des artères et des petits vaisseaux.

Nous devons donc étudier les modifications de la pression et de la vitesse du sang, résultant : 1° des lésions du cœur ; 2° des lésions des vaisseaux.

1. Grisolles. *Pathologie interne*, 9e édition, page 784.

2. Monneret. *Étude clinique et expérimentale sur les maladies de l'orifice aortique. Revue médico-chirurgicale. Juillet* 1850, t. 8, p. 5.

Section I

Modifications de la pression et de la vitesse du sang, résultant des lésions du cœur.

Nous étudierons séparément : 1° les modifications de la pression du sang ; 2° celles de sa vitesse.

§ 1. — *Modifications de la pression sanguine, résultant des lésions du cœur.*

Le cœur peut présenter deux sortes de lésions : 1° un affaiblissement de ses parois et de sa force motrice ; 2° une ou plusieurs lésions de ses orifices et des valvules.

Quant à l'hypertrophie, on nous permettra de ne pas la ranger parmi les maladies du cœur. C'est plutôt, comme dit Beau, une lésion providentielle. Elle prévient les désordres ; elle n'en cause aucun.

I. — *Modifications de la pression sanguine dans la dilatation passive du cœur et dans l'affaiblissement de ses contractions.*

Nous supposerons la dilatation passive, ou l'affaiblissement du cœur, exempt de toute complication de lésion d'orifice, soit du côté du cœur gauche, soit du côté du cœur droit.

Nous donnons dans notre observation II un exemple net

de cet affaiblissement simple; on pourra s'y reporter pour voir l'étiologie ordinaire et la marche fréquente de cette lésion, pendant plusieurs années.

Connue depuis Baillou sous le nom impropre d'anévrysme passif, cette affection a été décrite magistralement par Corvisart. Les auteurs suivants n'ont fait qu'apporter une précision plus grande dans ses descriptions.

Dans l'observation que nous rapportons, il y eut, chez une dame de 50 ans, sujette aux bronchites et d'une mauvaise santé habituelle, des bouffées d'oppression, des étouffements durant plusieurs jours. Un œdème assez marqué des pieds et des mains. Il n'y eut pas d'asystolie proprement dite.

On sait qu'il n'en est pas toujours de même. Beau (1) rapporte le cas d'un homme de cinquante ans chez lequel l'asystolie débute à la suite d'une frayeur. Il mourut trois mois après, et présenta à l'autopsie une dilatation du cœur, surtout *à gauche*, sans lésion d'orifice.

Pour M. Jaccoud comme pour Beau, l'affaiblissement des parois du cœur est la condition nécessaire et suffisante de l'asystolie. C'est du reste ce que dit l'étymologie même du mot.

Quel est donc le mécanisme de l'asystolie et de l'anasarque dans ces cas les plus simples de la pathologie cardiaque? — La pression du sang peut-elle être augmentée par une lésion dont le seul résultat est de diminuer l'impulsion initiale, cause *unique* de la circulation et de la pression vasculaire?

1. Beau. Loc. cit.

Oui, répondent presque tous les auteurs. L'affaiblissement du cœur crée un obstacle à l'écoulement du sang. Voici comment les auteurs se sont rendu compte de cet obstacle :

« Si l'obstacle est évident dans les asystolies liées aux « rétrécissements d'orifices, nous dit Beau (1), il l'est beau« coup moins, dans certaines asystolies graves, mortelles, « qui ne présentent pourtant à l'examen microscopique « aucune altération anatomique des valvules et des ori« fices. — On ne trouve alors pour toute lésion qu'une « dilatation d'une ou de plusieurs des cavités du cœur.... « Dans ce cas, où est l'obstacle qui a enrayé la circulation « et produit l'asystolie? Il est encore aux orifices, bien « que ceux-ci soient libres de tout rétrécissement. . . . . . « Supposons que la force contractile d'une cavité du cœur « vienne à diminuer sous l'influence de causes que nous « étudierons plus loin, on comprend facilement que l'obsta« cle *normal* que nous savons exister à la sortie de cette « cavité, sera transformé immédiatement, par suite de « cette insuffisance contractile, en un obstacle réel, que « l'ondée ne franchira plus qu'avec une extrême difficulté, « et d'une manière incomplète. Il y aura donc enrayement « de la circulation cardiaque, et partant asystolie. »

Telle était à peu près, avons-nous dit, la manière de voir d'Andral, de Cruveilhier, etc.

M. Jaccoud est plus explicite encore :

« Le travail utile du cœur est diminué, dit-il (2) ; il y

1. Beau. *Traité d'auscultation.*

2. Jaccoud. *Traité de pathologie interne*, 3e éd. T. I, pages 601 et 600.

« a ischémie et diminution de pression dans les vaisseaux « sis en aval de la dilatation, il y a stase et augmentation « de pression dans les vaisseaux sis en amont ! » Et quelques pages plus haut, après s'être rendu compte à peu près comme Beau, de l'obstacle créé par une dilatation, il écrit :

« Dès la seconde phase systolique et *a fortiori* dans « les suivantes, la cavité cardiaque située en avant de « l'obstacle ou de l'insuffisance, doit contenir plus de sang « qu'à l'état physiologique...... L'augmentation du reste » croît à chaque révolution du cœur ! » — Si l'on songe que, comme le dit Harvey, le cœur se contracte plus de mille fois à l'heure, amenant chaque fois un peu plus de sang qu'il n'en sort, je crois qu'on partagera tout l'étonnement de M. Maurice Raynaud, qui d'ailleurs professe entièrement la théorie de M. Jaccoud : « Lorsqu'on songe que le cœur « bat en moyenne soixante à soixante-dix fois par minute, « et que *chaque contraction ajoute une difficulté de plus à « la contraction qui la précède*, on se demande comment « tout mouvement n'est pas bientôt rendu impossible, et « comment le cœur ne s'arrête pas...... Si quelque chose « en effet, peut causer de l'étonnement dans l'étude de « ces maladies, c'est bien moins de constater les accidents « qu'elles entraînent, que de voir, au contraire, la facilité « avec laquelle certains individus peuvent les supporter, « et cela parfois pendant de longues années (1). »

1. Maurice Raynaud, *Article Cœur du Dictionnaire pratique*. Page 419. Je prie MM. Jaccoud et Maurice Raynaud de ne voir en tout ce que j'écris, qu'un hommage rendu par ma sincérité à la dignité de leur caractère scientifique, à leur amour pour la vérité. Si je prends la permission de les citer, c'est que je crois qu'ils ont ex-

Je ferai en effet remarquer, avant d'entrer dans la discussion mécanique, que « les ressources que trouve en lui l'organisme pour conjurer les dangers » fléchissent bien avant la mort, plusieurs années quelquefois, en un mot dès que surviennent des accidents graves et persistants. Eh bien, supposons que dès lors, à chaque systole le cœur reçoive régulièrement en moyenne 1 milligramme de sang de plus qu'il n'en émet, que « l'augmentation du contenu croisse ainsi à chaque révolution du cœur », d'une quantité que j'ai supposée presque nulle. On ne considérera sans doute pas que la lésion est bien grave, le reflux de sang incompatible avec une longue existence. Eh bien, au bout d'un an (et combien de lésions cardiaques graves amènent des désordres pendant plusieurs années), le cœur se trouverait contenir en trop 8760 gr. de sang ! Plus de sang qu'il n'y en a dans tout l'organisme !

C'est ce simple calcul qui m'a porté à examiner, à un point de vue mathématique, si la théorie ayant généralement cours est exacte.

On me permettra d'établir les principes de l'hydraulique nécessaires pour comprendre la discussion qui va suivre.

PRINCIPES D'HYDRAULIQUE, APPLICABLES A L'ÉTUDE DES TROUBLES DE LA CIRCULATION, DANS LES MALADIES DU CŒUR.

1. Théorème de Toricelli. — Soit un liquide contenu dans un réservoir, et s'écoulant *librement* par un orifice *percé en mince*

primé, d'une façon infiniment plus claire que tous les autres la théorie que je combats.

paroi. *Les molécules liquides en sortant de l'orifice ont la même vitesse que si elles étaient tombées librement dans le vide d'une hauteur égale à la hauteur du niveau au-dessus du centre de l'orifice.*

En appliquant les lois générales de la chute des corps on tire cette conséquence : *Les vitesses d'écoulement sont comme les racines carrées des profondeurs des orifices au-dessous du niveau* (1).

D'une façon générale on exprime la valeur de v par la formule (1) $v = \sqrt{2gh}$. De cette formule on peut conclure $h = \frac{v^2}{2g}$ (2).

Mais si le liquide ne sort pas librement, s'il y a des obstacles, la vitesse à l'orifice est changée. En tout cas, et quelles que soient les résistances, on aura toujours la formule $h = \frac{v^2}{2g}$, dans laquelle h représentera une force théorique, capable de donner au liquide la vitesse v.

On conçoit que la hauteur h peut être remplacée par une force quelconque, pressant sur les molécules liquides à l'orifice d'écoulement, avec une force égale au poids d'une colonne de liquide de hauteur h. Cette force quelconque est connue sous le nom de charge. D'où la vitesse est proportionnelle à la racine carrée de la charge (formule 1).

2° *Pression latérale exercée par les liquides en mouvement.* — Les liquides ne s'écoulent pas généralement dans les conditions supposées plus haut. Il y a presque toujours *un obstacle*, une *résistance* à l'écoulement. Dès lors une partie de la force est employée à faire écouler

1. Les lois de la pesanteur, en effet, donnent les formules $v = gt$ et $e = \frac{gt^2}{2}$.

De la première on tire $t = \frac{v}{g}$ et $t^2 = \frac{v^2}{g^2}$.

De la seconde on tire $t^2 = \frac{2e}{g}$. Ou, en remplaçant e par la hauteur h du niveau au-dessus de l'orifice $t^2 = \frac{2h}{g}$. En remplaçant t^2 par sa valeur $\frac{v^2}{g^2}$ on a $\frac{v^2}{g^2} = \frac{2h}{g}$ $v^2 = \frac{2hg^2}{g} = 2hg$

$$v = \sqrt{2gh}.$$

le liquide. Une autre se transforme en pression *latérale* sur les parois. D'une façon générale, cette pression latérale est moindre que si le liquide était au repos. Daniel Bernouilli a exprimé cette pression pendant le mouvement par la formule $P=H-h$ (3).

Pour comprendre cette formule, considérons la vitesse *effective* des molécules du liquide. Cette vitesse pourrait être produite, d'après le théorème de Toricelli (formule 1) : par une certaine hauteur de liquide h. La lettre H représente la hauteur de liquide qui donnerait une pression égale à celle que supportent les molécules liquides au point d'écoulement. Cette valeur H n'est pas nécessairement égale à h. Elle est plus grande si les *frottements, les cohésions* ont diminué la vitesse à l'issue. Elle est plus petite, au contraire, si le mode d'ajutage a produit une veine comprimée, d'où une certaine *aspiration*, une sorte de succion, mise en vue par les expériences de Venturi.

Il en est de même, si artificiellement on exerce une aspiration sur le liquide à son orifice d'écoulement.

3. — *De la hauteur de la résistance et de la hauteur de la vitesse d'écoulement.* — Soit un piezomètre de Bernouilli (fig. 1). « De la « charge totale HO, qui existe dans le réservoir M, il faut d'abord « retrancher une portion Hh, répondant à la perturbation qu'éprouve le « liquide en pénétrant dans le tuyau. Le reste de la charge se décom- « pose alors en deux parties. L'une RO qui continue à se manifester « sous forme de pression latérale, et qui correspond à la résistance à « vaincre, l'autre Rh qui détermine la progression du liquide.

« Il est d'usage d'appeler *hauteur de la résistance*, la portion RO de « la charge totale HO qui existe dans le réservoir *hauteur de la vitesse* « d'écoulement, la portion Rh et *hauteur de la résistance au passage* « la partie Hh. Si donc nous désignons par H la charge totale dans le « réservoir, par h la hauteur correspondante à la vitesse d'écoulement et « par R le reste de la force motrice qui est absorbée par la résistance « totale, nous aurons entre ces trois quantités la relation $H=h+R$, « ou en remplaçant h par sa valeur en fonction de la vitesse « $H=\frac{v^2}{2g}+R$ (formule 4) (1). »

1. *Physique médicale* de Wundt. Traduction Monoyer, p. 137.

4. — *De la diminution de pression latérale dans le tuyau d'écoulement.* — La pression latérale baisse dans le tuyau d'écoulement depuis l'orifice du réservoir, où la pression est au maximum, jusqu'à l'orifice d'écoulement où la pression est égale à 0 (si le tube est ouvert). La pression baisse d'une façon régulière, si le tube d'écoulement est lui-même d'un diamètre partout égal. C'est ce qu'on voit dans la figure 1. Le liquide s'élève dans les tubes du piézomètre, en suivant la ligne RA.

Mais si on crée une résistance à l'écoulement dans l'intérieur du tube, de E en I par exemple : alors la ligne du niveau devient une ligne brisée, suivant R B C A. Baissant peu de R en B, baissant rapidement de B en C et baissant moins vite de C en A.

Tous les auteurs, de Bernouilli à M. Marey, ont insisté sur ces faits admis aujourd'hui sans contestation.

En les appliquant au cours du sang, on voit que la pression sanguine baisse lentement dans les artères, et est très faible dans les veines situées en aval de l'obstacle représenté par les capillaires. Nous n'avons pas à insister sur ces faits bien connus.

Les principes et les formules que nous venons d'établir, vont nous permettre de calculer la pression veineuse.

Dans tout le parcours de la circulation, la pression latérale est comme dans la formule de Bernouilli (formule 3) représentée par $P = H - h$.

H représente la charge, l'action du cœur (diminuée de toutes les résistances déjà rencontrées en avant), h représente une force capable de donner au liquide la vitesse moléculaire qu'il possède réellement.

De cette formule on peut déjà conclure que la diminution de l'action du cœur H est par elle-même une cause efficace de diminution de la pression latérale P. Que faut-il en effet pour cela ? Il faut que lorsque la force du cœur H a diminué, la force utile h n'ait pas elle-même été diminuée d'une quantité plus considérable.

Or h n'est pas autre chose que la différence entre la force totale et la résistance.

Nous avons supposé un simple affaiblissement du cœur, sans lésion d'orifice. Où donc peut siéger une cause d'augmentation dans la *résistance*? Ce ne peut être évidemm nt que dans la pression exagérée que l'on suppose en aval, dans les grosses veines, dans le cœur. Et si cette pression exagérée n'existe pas, il est évident que les veines dégorgeront très facilement.

On dit que le cœur incomplètement vide ne possède plus sa capacité ordinaire et que les veines ne peuvent y chasser autant de sang que normalement — soit. Mais ce que les veines doivent *débiter*, ce n'est pas une quantité constante — c'est la quantité variable d'ailleurs, qu'elles ont reçue du cœur. — Si elles en versaient davantage elles ne tarderaient pas à se vider. Il ne faut donc pas chercher un obstacle dans le cœur, si, ayant chassé la quantité A—x au lieu de la quantité normale A, il lui reste une capacité suffisante pour recevoir A—x. Dans ce cas, et c'est le cas d'un affaiblissement du cœur sans lésion d'orifice, aucun obstacle n'existe dans le cœur.

Nous devons donc conclure de cette discussion un peu aride, que la pression latérale étant la différence de deux forces, la force initiale, force systolique du cœur, et la résistance, qui n'est pas accrue, lorsque la force systolique du cœur diminuera graduellement, la pression latérale, dans tout le système sanguin, artères, capillaires et veines, diminuera par là même.

La physiologie expérimentale et la clinique elle-même me semblent parler dans le même sens que le raisonnement abstrait. Nous reviendrons au chapitre des lésions aortiques sur les expériences de Magendie, expériences dans lesquelles ce physiologiste, en comprimant l'artère crurale et la carotide, diminuait l'afflux du sang dans les veines correspondantes. Il observait alors un ralentissement du cours du sang dans les veines, allant jusqu'à l'arrêt complet quoique la veine restât pleine de sang, et en même temps la pression latérale *baissait* dans les mêmes veines (1).

Or, dit l'auteur : « On obtiendra des résultats analo« gues en poussant une injection d'eau tiède dans l'artère « au lieu d'y laisser le sang pénétrer. Plus le liquide sera « poussé avec force et plus le liquide sortira avec promp« titude de la veine (2) » ; plus aussi la pression latérale sera considérable.

Ainsi la pression latérale dans le système veineux varie dans le même sens que la *charge*.

Une opération faite sur l'homme malade lui-même, pourrait quelquefois acquérir dans ce cas la valeur d'une expérience directe. Je veux parler de la saignée. Il est évident que si la pression est, comme on le dit, augmentée dans toute asystolie (je suis obligé d'anticiper un peu sur la suite) le sang devra jaillir très-facilement. Je regrette que les auteurs du commencement du siècle, qui saignaient si fréquemment aient rarement donné des renseignements exacts sur la façon dont le sang s'écoulait. On remarquera cependant que d'une façon générale, à la première saignée, alors que le malade a une dyspnée intense, que l'asystolie est marquée, que la circulation semble enrayée, le sang sort souvent avec peine, en bavant. Puis sous l'influence du repos,

1. Nous reviendrons sur ces expériences dont le résultat est directement applicable au rétrécissement aortique.

2. Magendie. Précis élémentaire de physiologie, tome II, page 308 et suivantes.

des médicaments, de la première émission sanguine, le malade est-il mieux, le cœur a-t-il repris sa forme tonique, le sang d'une deuxième saignée sortira en jet. La pression veineuse est donc plus élevée que pendant l'asystolie.

Mes observations personnelles à cet égard sont bien restreintes; je n'ai eu que trois fois l'occasion de pratiquer ou de voir pratiquer la saignée chez des malades atteints de lésions cardiaques. Or chez la femme qui est le sujet de l'observation III la saignée fut pratiquée par moi sur les ordres de mon maître, M. Bucquoy, pour des accidents d'apoplexie. *La circulation n'était pas enrayée*, il n'y avait pas d'œdème, la malade se levait et marchait encore la veille; au moment de la saignée, les battements du cœur étaient énergiques. L'aspect était celui de toutes les apoplectiques. Or le sang s'écoula en un jet très puissant.

Les deux autres saignées furent pratiquées chez le même malade. Son observation malheureusement n'a pas été prise exactement. Il était venu deux fois dans le service de M. Bucquoy, où il occupait à son premier séjour le n° 17 de la salle Saint-Philippe. On le croyait atteint d'une dilatation simple du cœur. L'autopsie fit voir qu'il y avait en plus un anévrysme de la crosse de l'aorte qui ne s'était point révélé du vivant du malade. Quoi qu'il en soit, le malade était en proie à une orthopnée considérable, les jambes étaient enflées d'une façon démesurée. Le pouls était petit, fréquent, les battements du cœur s'entendaient à peine. Sur les ordres de M. Rendu, qui suppléait M. Bucquoy, ce malade fut saigné deux fois, une fois par moi, la deuxième fois par M. Rendu lui-même : eh bien, les deux fois, on eût énormément de mal à extraire 250 gr. de sang. Le sang coulait goutte à goutte.

Peut-être ces deux faits ne sont-ils pas ici absolument à leur place. Mais comme on a admis l'augmentation de pression veineuse dans l'asystolie d'une façon générale, je me suis cru autorisé à les rapporter.

Il est un fait que l'on observe fréquemment pendant que l'on pratique une saignée. Le cœur du malade faiblit, et aussitôt l'écoulement du sang diminue. Puis le cœur s'arrête, il y a syncope. Et alors l'écoulement s'arrête aussi. C'est-à-dire que la pression latérale devient égale à zéro. Cela fait voir clairement, je crois, que toute la pression latérale est due à la force initiale du cœur, force qui se décompose en deux parts : *Vitessse d'écoulement. Tension.*

Il reste à résoudre quelques objections. A l'appui de l'augmentation de tension dans les systèmes veineux et capillaire on a invoqué :

A. *La cyanose.*— Les capillaires sont injectés, violacés, preuve de stase et de tension excessive.

Nous verrons plus tard que la stase est réelle. Nous avons vu déjà qu'elle n'est point fatalement liée à une tension excessive. Pour nous, comme pour les auteurs anciens, c'est l'asphyxie, ou pour mieux dire l'hématose incomplète qui produit cette coloration bleuâtre du réseau capillaire, et le rend par là même très évident (1).

B. *Le gonflement des veines.* — « Nous avons rapporté,

1. Tout en croyant qu'il serait difficile de prouver que réellement les capillaires ont augmenté de diamètre, nous ne voulons pas rejeter cette opinion d'une façon absolue. Mais alors le fait est dû à la paralysie des petits vaisseaux et à leur dilatation passive.

« dit Bouillaud, quelques observations où les veines jugulai-
« res formaient d'énormes nodosités variqueuses au-dessous
« de l'espace sous-claviculaire et sur les parties latérales
« du cou, en même temps qu'on voyait ramper sur les pa-
« rois de l'abdomen et de la poitrine de grosses veines
« anastomotiques dont on n'observe aucune trace à l'état
normal (1). »

Je ne sais si M. Bouillaud a rapporté de semblables observations dans d'autres livres que son Traité des maladies du cœur. J'ai parcouru presque toutes les observations de cet ouvrage pour trouver ces faits. Je n'en ai trouvé qu'un qui est très vague et peu probant (2).

On me permettra donc de considérer ce qui s'observe journellement dans les hôpitaux, et d'établir une distinction. Pour ce qui est des veines des membres, je ne crois pas avoir vu un seul fait qui confirme l'assertion de M. Bouillaud. Chez le malade de la salle Saint-Philippe (n° 17, asystolie consécutive à un anévrysme de l'aorte) que je rappelais tout à l'heure, les veines étaient peu gonflées, au point d'embarrasser pour la saignée. Et cependant toute la peau était violacée ; c'est une teinte générale semblable qui a, je crois, donné quelquefois le change. En tout cas un gonflement assez considérable des veines est fréquent chez les vieillards en bonne santé. De quelques faits isolés, il serait donc difficile de tirer une conclusion.

1. Bouillaud. *Traité clinique des maladies du cœur*, 2e édition 1841. T. II, page 359.

2. Page 259. Observation 121 : « Voici ce que l'on observait au moment de l'entrée : Visage pâle et livide ; *gonflement des veines sous-cutanées* sans pouls veineux ; œdème des membres inférieurs (point d'ascite notable) peau froide. »

Quant aux veines jugulaires, il est certain qu'elles présentent un aspect particulier. Leur tuméfaction accompagnée de pouls veineux vrai, n'a pas à nous occuper en ce moment.

En l'absence de pouls veineux, la coloration asphyxique des veines, leurs frémissements, n'ont-ils pas quelquefois causé une méprise ? Le faux pouls veineux peut être susceptible de faire croire à un volume considérable des veines, car il est connu en physique que rien ne paraît volumineux comme un corps en mouvement. Le volume des jugulaires oscille à l'état normal entre des limites si étendues d'un sujet à l'autre, que, dans tous les cas où j'ai examiné soigneusement les jugulaires animées de battements du pouls veineux faux, il m'a été impossible de juger si leur tuméfaction était apparente ou réelle.

Il est possible enfin de supposer que dans quelques cas, la diathèse générale qui a atteint le cœur, a frappé aussi tout l'arbre circulatoire ; qu'il y a une asthénie cardio-vasculaire. C'est la manière de voir de M. le professeur Peter.

Que cette asthénie porte sur les veines, et elles seront dilatées par défaut de résistance, et non par augmentation de la pression latérale (1).

Enfin la dyspnée, quelle qu'en soit la cause, amène un gonflement des jugulaires. C'est ce qu'on observe dans les

1. Il est vrai que si l'asthénie porte spécialement sur les capillaires, la pression veineuse se trouve accrue. C'est, je crois, le seul cas. — Nous reviendrons sur ce fait à la fin du chapitre, car, en ce moment nous considérons les lésions du cœur isolées, et nous n'avons invoqué l'asthénie cardio-vasculaire que pour réfuter une objection.

maladies du larynx, où l'on n'a invoqué cependant aucun obstacle au cours du sang au niveau du cœur.

Peut-être considérera-t-on le pouls veineux faux, les frémissements vibratoires des veines, comme une preuve de tension exagérée. C'est ainsi que jadis on croyait que le pouls fort exprimait une tension artérielle considérable. En renversant cette dernière manière de voir, il nous semble que M. Marey a renversé l'opinion de ceux qui verraient dans les battements des jugulaires la preuve d'une pression veineuse forte. — Eh quoi ! A l'état normal, les battements puissants des artères, les contractions de l'oreillette et du ventricule sont insuffisants à modifier notablement la tension veineuse. Si des battements artériels, si des contractions cardiaques affaiblies peuvent soulever la paroi des jugulaires, c'est que ces parois sont peu tendues. Pour nous le pouls veineux faux est donc une preuve de diminution de la pression dans les veines. Et en effet on observe ce phénomène dans un autre cas où toute la pression vasculaire est faible, où la quantité du sang est diminuée, dans les anémies, spécialement à la suite des hémorrhagies (1).

De ce long article nous devons donc conclure : la mécanique, la physiologie, la clinique nous enseignent que, dans la dilatation passive du cœur, et dans l'affaiblissement de ses contractions sans lésion d'orifice, la pression est diminuée dans tout l'arbre vasculaire.

1. Comme nous devons consacrer un chapitre aux causes des œdèmes dans les maladies du cœur, on nous permettra de ne pas réfuter ici les objections qui pourraient naître de la production des infiltrations dans la dilatation du cœur.

II. — MODIFICATIONS DE LA PRESSION DU SANG DANS LES LÉSIONS DES ORIFICES, ET DES VALVULES DU CŒUR

1° *Lésions des orifices du cœur gauche.*

A. *Lésions de l'orifice aortique.* — « Le rétrécissement « aortique et l'inocclusion des valvules de l'aorte, pa- « raissent au premier aperçu, des conditions pathogéni- « ques éminemment propres à produire la congestion san- « guine et l'hémorrhagie pulmonaire, puisqu'elles sont « nécessairement suivies de la réplétion anormale du ven- « tricule gauche. L'expérience clinique, tout en faisant « reconnaître cette lésion aortique comme une des plus « graves qui puissent se produire, ne justifie pas l'induction « théorique..... On ne voit même pas, dans ces maladies, « se produire l'œdème des poumons ; aussi l'anasarque ne « survient-elle pas habituellement dans cette lésion du « cœur, à moins qu'elle ne se complique d'autres états « morbides du cœur (1). »

Cette citation de Gendrin nous montre à peu près la manière de voir de presque tous les auteurs, relative à la *mécanique* et à la *clinique* des lésions de l'orifice aortique. Il existerait donc une certaine contradiction entre le raisonnement et l'observation, et si l'on se reporte au tableau que M. Jaccoud donne des lésions valvulaires non compensées (2), on verra que les effets prochains sont à peu

1. Gendrin. *Leçons sur les maladies du cœur*, 1842.
2. Jaccoud. *Pathologie interne*, 3e édition, t. I, p. 655 et 656.

près les mêmes que dans les lésions mitrales, et les effets éloignés exactement les mêmes.

Il est vrai que pour se rendre compte de cette contradiction apparente entre les faits et la mécanique, on a invoqué la facilité bien plus grande avec laquelle se fait la compensation dans les lésions aortiques. La compensation cependant me semble avoir ses limites, qu'amènent l'âge et l'affaiblissement. Je doute donc que cette explication rende un compte suffisant de la différence énorme qui existe au point de vue des œdèmes et en général de l'asystolie, entre les lésions aortiques et mitrales.

Ayant, en effet, cherché à réunir un certain nombre de faits d'œdème et d'anasarque dans des lésions aortiques *pures*, je me suis aperçu que ces faits sont plus rares qu'on ne se l'imaginerait d'abord. J'en ai cependant trouvé dans beaucoup de traités (1). J'en rapporte deux recueillis dans le service de M. Potain (observations IV et V). Si l'anasarque est exceptionnelle, il me semble qu'il est fréquent d'observer un peu d'œdème des extrémités inférieures (2).

1. Monneret (*Étude clinique et expérimentale sur les maladies de l'orifice aortique. — Revue médico-chirurgicale*, juillet et août 1850), rapporte beaucoup de ces faits. Mais il ne faut pas oublier que son mémoire est fait dans le but de confondre les lésions aortiques et les lésions mitrales. Il devait donc chercher tous les faits qui permettaient de faire un semblable rapprochement. Signalons les observations LII et LIII de Bertin ; les observations CXXIII et CXXIV de M. Bouillaud.

2. Contrairement aux faits connus aujourd'hui, Corvisart regardait l'*oblitération partielle* de l'orifice aortique comme la cause la plus fréquente d'anévrysme passif généralisé. « Le sang, en effet, se trou-« vant arrêté à l'instant même où il doit sortir du cœur, s'accumule

Les auteurs ont rapporté encore les troubles mécaniques à une augmentation de pression dans les veines, et pour s'en rendre compte ils ont invoqué deux mécanismes.

a. — Les uns avec M. Peter considèrent l'insuffisance mitrale comme la cause unique et nécessaire de tous les troubles mécaniques consécutifs aux lésions aortiques. Telle était aussi l'opinion de Corvisart (1).

Nous avons dans le premier chapitre expliqué la pathogénie de cette lésion. Nous avons aussi prouvé sa rareté. D'ailleurs l'insuffisance mitrale a des signes propres, sur le vivant et sur le cadavre, et nous parlons de faits où cette insuffisance n'a pas été notée.

b. — La plupart des auteurs invoquent un mécanisme qui se rapproche beaucoup de celui qui est admis encore aujourd'hui pour la dilatation simple. Le ventricule gauche se vide incomplètement, soit en raison de l'obstacle (rétrécissement), soit parce que pendant sa diastole il reçoit immédiatement un jet de sang refluant par l'orifice

« successivement : 1° dans le ventricule aortique ; 2° dans l'oreillette « gauche ; 3° dans le ventricule pulmonaire ; 4° dans l'oreillette des « veines caves, etc. » (Corvisart, *Essai sur les maladies du cœur*, 3e édition, page 96).

Et plus loin il ajoute : « J'aurais peut-être dû assurer que cette « condition (rétrécissement aortique) était presque absolument né- « cessaire. »

1. « Je suppose d'abord qu'il existe un rétrécissement à l'ori- « gine de l'aorte. Pour que l'effort du sang, dans ce cas, agisse « sur l'oreillette, il *faut supposer le défaut d'action des valvules « mitrales* ; car si les valvules sont libres, le sang arrêté par leur « élévation ne pourra refluer qu'en partie dans l'oreillette, et *tout « l'effort se faisant sur les parois du ventricule*, etc. » Corvisart, page 124.

aortique insuffisant (1). Dès lors, l'oreillette ne peut évacuer son contenu dans le ventricule déjà distendu en partie, la pression augmente dans les veines parce qu'elles ne peuvent se vider (2).

Ce que nous avons dit dans l'article précédent, à propos de la pression du sang dans la dilatation simple, a encore parfaitement son application ici. Dans ce cas comme dans le précédent, nous croyons que les veines peuvent parfaitement se débarrasser de leur contenu, parce que si elles

1. C'est surtout dans l'insuffisance aortique pure que l'on s'est quelquefois refusé à accepter les symptômes de l'asystolie, la gêne de la circulation, et Corrigan ne croyait pas que le défaut d'action des valvules de l'aorte pût enrayer la circulation, amener l'asphyxie ou l'œdème pulmonaire : « Après la mort on trouve généralement « les poumons dans l'état sain, ce qui est dû à l'absence de toute « altération de l'ouverture auriculo-ventriculaire gauche, et con- « séquemment, au retour facile du sang des poumons dans le « cœur » (*Archives de médecine* 1832).

2. Voici je crois l'exposé le plus clair et le plus complet de cette manière de voir : « Si la compensation est suffisante, si le ventri- « cule, moyennant ce surcroît d'énergie, parvient à se vider com- « plètement à chaque systole, il n'y a pas de stase, partant, « pas de dilatation... Les choses peuvent se maintenir en cet état « pendant fort longtemps. La valvule mitrale fermant exactement, « les conséquences de l'excès de pression ne se font pas sentir « au-delà de cette barrière. Mais vienne un moment où, pour « une raison ou pour une autre, le ventricule gauche se trouve « au-dessous de sa tâche, il commencera par se dilater ; puis après « lui, l'oreillette gauche, *non pas que la dilatation ventriculaire, « puisse aller comme on l'a dit, jusqu'à permettre le reflux du sang « dans l'oreillette, à travers la valvule mitrale devenue insuffi- « sante* ; mais parce que l'oreillette aura plus de peine à se vider « dans le ventricule, déjà distendu par un excès de sang. » Maurice Raynaud. Art. cœur, *Dict. pratique*, page 587.

ont reçu moins de sang, elles en ont moins à déverser dans le cœur. Nous croyons que la pression a diminué dans tout l'arbre circulatoire, si ce n'est dans le ventricule gauche, parce qu'une partie de la force d'impulsion est perdue, soit en raison de la résistance à l'orifice, soit en raison du reflux qui fait brusquement baisser la pression vasculaire. Nous croyons enfin que, tant que la valvule mitrale est intacte, l'augmentation de pression intraventriculaire reste localisée dans le ventricule et ne retentit que *faiblement* (1) sur l'oreillette.

Nous invoquerons encore quelques faits de physiologie à l'appui de notre opinion.

Magendie rétrécit l'artère crurale en la comprimant, *il lie* la veine, l'ouvre et il constate que le sang s'écoule lentement; que le jet a diminué de force.

« Après avoir passé une ligature autour de la cuisse « d'un chien, comme je l'ai indiqué tout à l'heure, c'est-« à-dire sans comprendre ni l'artère ni la veine crurale, « appliquez une ligature séparément sur la veine près de « l'artère, et faites ensuite une légère ouverture à ce vais-« seau : aussitôt le sang s'échappera en formant un jet « assez élevé; pressez ensuite l'artère entre les doigts pour « empêcher le sang artériel d'arriver au membre, le jet de « sang veineux ne s'arrête pas pour cela; il continuera « quelques instants mais il ira en diminuant et l'écoule-« ment finira par s'arrêter *quoique la veine soit pleine dans* « *toute sa longueur*. Si pendant la production de ces phé-

1. Nous nous expliquerons plus loin sur ce retentissement faible de la pression ventriculaire sur la pression auriculaire.

« nomènes on examine l'artère, on verra qu'elle se « resserre peu à peu, et qu'elle finit par se vider complè- « tement : c'est alors que le sang de la veine s'arrête ; à « cette époque de l'expérience, cessez de comprimer l'ar- « tère, le sang poussé par le cœur s'y précipitera, et aussitôt « qu'il sera arrivé dans les dernières divisions, le sang re- « commencera à couler par l'ouverture de la veine, et pe- « tit à petit le jet se rétablira comme auparavant. Mainte- « nant, comprimez de nouveau l'artère jusqu'à ce qu'elle soit « vidée, ensuite n'y laissez pénétrer que lentement le sang « artériel ; dans ce cas, l'écoulement du sang par la veine « se fera, mais il n'y aura pas de jet, tandis qu'il se déve- « loppera dès que l'artère sera entièrement libre (1).

On voit par ces expériences : 1° qu'un obstacle à la circulation artérielle *diminue* la pression veineuse ; 2° que la pression veineuse est égale à 0 et que l'écoulement s'arrête, alors que la veine est encore pleine de sang.

Sans doute, ces expériences ne réalisent pas exactement les conditions d'une circulation chez l'homme malade, puisque chez ce dernier le trajet circulatoire est fermé. Mais dans les expériences la veine est liée, ce qui crée également une sorte d'obstacle supérieur à celui que peut provoquer le séjour d'un peu de sang dans le ventricule. Les conditions sont donc *analogues* sinon identiques.

Enfin, au point de vue clinique, le facies anémique, pâle du malade indique assez que la pression sanguine n'est pas accrue dans les veines et les petits vaisseaux. Dira-t-on que la compensation est faite? Non ; si la compen-

1. Magendie. *Précis élémentaire de physiologie*. T. II.

sation est bien faite, la lésion n'apporte aucun trouble dans la circulation ; le malade porte son affection sans la ressentir. Ce n'est au contraire que du jour où cesse la compensation qu'apparaît le facies aortique.

Il me reste à résoudre une objection qu'on pourra me présenter au nom de la physiologie expérimentale.

Je n'insiste guère sur l'expérience de Traube que rapporte M. Maurice Raynaud. Si dans un réservoir où circule un liquide on rétrécit l'orifice d'entrée du liquide, le niveau baisse : appliquant ce principe parfaitement évident à la circulation artérielle et veineuse dans le cas de rétrécissement de l'orifice aortique, M. Raynaud dit : « Cela « suppose nécessairement que la quantité de liquide qui ne « pénètre plus dans les artères s'accumule en arrière de « leur origine, c'est-à-dire dans le cœur et le système vei- « neux. » Comment ne pas comprendre immédiatement que le système veineux fait partie, lui aussi, du réservoir (1)?

1. Il faudrait avoir toute la logique de son opinion et dire avec M. Jaccoud que le rétrécissement aortique fait d'abord baisser la tension artérielle, et élève la tension veineuse, mais que celle-ci retentit sur les artères à travers les capillaires, en sorte que bientôt la tension artérielle s'élève elle-même. Le même fait la ferait donc baisser d'abord, s'élever ensuite !

On oublie trop souvent en effet que le trajet circulatoire n'est ouvert nulle part ; que chaque point est simultanément en amont et en aval des autres points. Par exemple on dit que si l'obstacle siège à l'aorte la pression s'élèvera en amont, c'est-à-dire dans toute la petite circulation, puis dans les veines générales, et dans les capillaires. On remonte ainsi le cours du sang dans les trois quarts de son courant, et on s'arrête là, sans oser aller plus loin.

La pression baisse *en aval*, c'est-à-dire dans les artères, mais pourquoi ne la fait-on pas baisser encore plus en aval, c'est-à-dire

Les expériences de Magendie et de Brunner demandent un peu plus d'attention. Le premier auteur en liant une artère émanant du cœur (il liait l'artère pulmonaire, mais on conçoit que le résultat serait semblable en agissant sur l'aorte), voyait la pression s'accroître considérablement dans les veines correspondantes. Cela tient, dit Magendie, à ce que : « Si à l'instant de sa dilatation, le ventricule *con-* « *tient encore beaucoup de sang* qui n'a pu passer par l'ar- « tère pulmonaire, il ne pourra recevoir qu'une petite « quantité de celui de l'oreillette, et dès lors le reflux sera « plus considérable, et s'étendra plus loin. » Cette explication est tout à fait celle des pathologistes. De même Brunner, suspendant pendant trente secondes les battements du cœur d'un chien, la tension du sang s'abaissait dans la carotide, mais elle triplait presque dans la jugulaire.

Ces faits sont-ils en contradiction avec l'opinion que nous avons admise? Je crois que la contradiction n'est qu'apparente ; les conditions d'observation ne sont pas les mêmes. Nous supposons une lésion qui s'est établie peu à peu, en plusieurs mois, quelquefois en plusieurs années. — Les physiologistes au contraire agissent *brutalement*. Ils suspendent tout d'un coup l'action du cœur. Mais est-ce que dans les systoles précédentes, une partie de force ne s'est pas pour ainsi dire *emmagasinée* sous forme de tension, dans le système artériel? Suspendez tout d'un coup l'afflux dans les artères, cette tension continuera d'agir et

dans les capillaires et les veines? Les veines ne sont-elles pas en aval des artères aussi bien qu'en amont de la petite circulation?

videra le contenu des artères dans les veines. Est-ce que d'un autre côté le mouvement peut s'arrêter dès que le moteur cesse d'agir? Non, l'écoulement doit continuer par la vitesse acquise, et le liquide ne trouvant plus d'issue s'accumule en amont de l'aorte. Lorsqu'au contraire la diminution d'impulsion s'est faite peu à peu, peu à peu aussi la tension du liquide a diminué, peu à peu la vitesse s'est ralentie. En sorte qu'il n'y a point emmagasinement de forces, réagissant tout d'un coup.

Je crois donc pouvoir encore conclure que le rétrécissement aortique et l'insuffisance aortique font baisser la pression sanguine dans tout l'arbre circulatoire.

Comment dans notre manière de voir se rendre compte de l'hypertrophie et de la dilatation du cœur dans les lésions aortiques ?

Dans le cas de rétrécissement, nous croyons avec tous les auteurs que l'hypertrophie est due au surcroit de travail du cœur qui a toujours à lutter contre un obstacle.

Dans le cas d'insuffisance, le cœur n'a pas à fournir un travail exagéré au moment de sa systole. Mais le cœur ne se vide qu'un instant ; il est brusquement distendu par le sang qui reflue de l'aorte. Dès lors il n'y a pas de repos total du cœur. La pression intraventriculaire, au lieu d'être quelquefois négative comme à l'état normal, reste toujours positive. Il travaille toujours. De là une hypertrophie et plus tard une dilatation (1).

Il est évident par là même que l'action aspiratrice du ventricule sur le sang contenu dans les oreillettes (action

1. Potain et Rendu. Art. cœur du Dict. encyclopédique.

qui a été bien contestée, mais que j'admets pleinement) ne pourra plus s'exercer, puisque la pression ventriculaire ne descend plus au dessous de zéro. De là résulte évidemment une légère augmentation de pression dans l'oreillette et dans la petite circulation. Mais nous croyons cette cause bien faible.

En définitive, l'oreillette verse tout ce qu'elle a reçu à la systolie précédente. Dans le repos total du cœur, sans doute l'écoulement n'est plus facilité par la légère aspiration ventriculaire ; mais tout le reste du temps, l'écoulement se fait comme à l'état normal. Le ventricule, à la fin de la systolie auriculaire, présente sa tension ordinaire, ou même une tension un peu plus faible.

B. *Lésions de la valvule mitrale et de l'orifice mitral.* —Les faits sont d'accord avec les théories mécaniques universellement reçues pour enseigner que les lésions de la valvule et de l'orifice mitral, sont les causes les plus fréquentes d'asystolie et d'anasarque.

C'est dans ces cas que la circulation est le plus enrayée. On admet un accroissement de la pression limité d'abord au système de la petite circulation, et retentissant bientôt sur les veines générales à travers la valvule tricuspidienne forcée, en raison de la résistance que le ventricule droit éprouve, à se vider.

Il est évident en effet qu'un rétrécissement mitral *crée* un obstacle à l'évacuation de l'oreillette gauche et des veines pulmonaires. La pression s'accroît en avant de l'obstacle comme dans le piézomètre de Bernouilli, et retentit de proche en proche sur la pression dans l'artère pulmonaire, dans le ventricule droit, dont la valvule peut ainsi être forcée. Alors naît l'accroissement de tension dans les veines générales par insuffisance tricuspide (1).

Une insuffisance mitrale donne lieu à un reflux qui élève alors brusquement la tension dans la petite circulation, et entrave le cours régulier du sang.

En effet, la régularité du cours du sang, que trouble son reflux brusque, que troublent aussi des palpitations, est une condition favorable à la faible tension. Nous rapportons une observation (observation V) où l'œdème fut produit par des palpitations sans lésion valvulaire quelconque. Il est connu, en effet, que plus un mouvement se fait d'une façon régulière, moins il y a de déperdition de force.

C'est ainsi que l'élasticité des artères favorise le cours du sang en transformant le mouvement de saccade en mouvement régulier. C'est ainsi que dans toutes les machines les tampons élastiques sont employés pour augmenter le travail utile, et diminuer les pertes de forces.

2° LÉSIONS DES ORIFICES DU CŒUR DROIT

A. — *Lésions de l'orifice et de l'artère pulmonaires.*

Le rétrécissement de l'artère pulmonaire est plus connu par les troubles *vitaux* qu'il provoque que par les troubles *dynamiques.*

Nous noterons cependant ce fait que les rétrécissements

1. J'admets l'accroissement de la pression par suite de la résistance. Ce qui résulte des formules $P=H-h$ et $h=H-R$. Mais je n'admets pas plus dans ce cas que dans les précédents, que le cœur débite moins de sang qu'il n'en reçoit.

de l'orifice ou de l'artère pulmonaire amènent un retrait de tout l'arbre vasculaire. L'aorte elle-même est trouvée rétrécie. Dès lors on peut dire que la pression dans tout le système sanguin n'est point accrue dans ces cas.

On pourrait je crois retourner le problème. Si dans un rétrécissement pulmonaire, la pression baisse jusque dans l'aorte, par la même raison exactement, un rétrécissement aortique, loin d'élever la tension de l'artère pulmonaire, la fera plutôt baisser.

Ces faits confirment donc la manière de voir que nous avons soutenue en parlant des lésions aortiques.

B. — *Lésions de l'orifice et de la valvule tricuspide.*

Nous avons exposé à la fin du chapitre I la pathogénie de l'insuffisance tricuspidienne. Nous avons dit qu'elle se produisait facilement.

L'insuffisance tricuspide est-elle la condition nécessaire de l'asystolie ? On semble quelquefois le croire aujourd'hui : « Elle ouvre la porte à l'asystolie. » Telle est la formule pittoresque fréquemment employée.

Cette opinion cependant a eu contre elle bien des observateurs. Littré la combat (1); Andral (2), tout en considérant les lésions tricuspidiennes comme la cause la plus efficace d'hydropisies, ajoute que chez une seconde classe d'hydropiques, « on ne trouve dans les cavités « droites *aucune altération* ; mais dans son côté gauche, « le cœur est gravement affecté. »

1. Littré. Article *cœur* du Dict. en 30 vol. 1834.
2. Andral, *Clinique médicale* 1840, t. III.

Bouillaud parle dans le même sens, et il insiste pour expliquer ce phénomène. « Ces congestions (séreuses) ont « été faussement rapportées à certaines affections des cavi- « tés droites exclusivement, puisque, comme nous venons « de le voir, elles accompagnent aussi celles des cavités « gauches (1).

Quoique la lésion tricuspidienne se produise facilement, je me suis donc demandé si elle se produit *nécessairement* dans toute asystolie ? Je ne le crois pas. Et c'est principalement par des raisons théoriques que l'on a admis une opinion contraire à celle d'Andral et de Bouillaud.

Je n'ai pas recherché d'une façon spéciale des faits d'asystolie, d'œdèmes, d'anasarques, où l'on n'ait remarqué aucune lésion tricuspidienne. C'est en effet le cas des trois quarts des observations que l'on trouve dans les livres ou que l'on voit dans les hôpitaux. Dans mes six premières observations, recueillies pour un autre motif, on voit que la lésion tricuspidienne n'a pas été notée.

On répond que la lésion tricuspidienne n'a pas toujours de symptômes, et qu'elle disparait sur le cadavre. C'est donc alors pour une raison théorique que l'on a admis une insuffisance de la valvule auriculo-ventriculaire droite, alors qu'il n'y avait ni souffle tricuspidien, ni pouls veineux vrai, ni battements hépatiques, alors qu'à l'autopsie l'orifice et la valvule semblaient sains.

D'ailleurs, cette doctrine implique une immense gravité des lésions tricuspidiennes très légères, inapparentes : il y a là je crois une exagération. Je rapporte deux faits où l'on

1. Bouillaud. *Op. cit.*, t. I, page 360.

voit que les malades ont supporté assez bien, pendant un certain temps, une insuffisance tricuspidienne parfaitement évidente (Observations VII et VIII). Le malade de l'observation VII se doutait à peine de sa lésion.

Nous devons donc conclure que *probablement* certaines anasarques, certaines asystolies, liées à des lésions mitrales existent sans insuffisance tricuspidienne. Or, dès que cette valvule ferme bien, l'augmentation de pression dans la petite circulation reste limitée par cette barrière. Elle ne retentit point sur la grande circulation. Le cœur gauche envoie moins de sang dans l'aorte, — le cœur droit en reçoit moins des veines — et, quoiqu'il se vide incomplètement par suite de la tension excessive qui existe dans la petite circulation, le niveau de la pression dans les veines générales, ne s'est pas élevé.

II. — MODIFICATIONS DE LA VITESSE DU COURS DU SANG RÉSULTANT DE LÉSIONS DU CŒUR

Nous avons vu dans le paragraphe précédent qu'un grand nombre de maladies du cœur n'amenaient point d'accroissement dans la tension veineuse et capillaire.

Par conséquent l'accroissement de pression est une cause pathogénique insuffisante pour expliquer les œdèmes et l'anasarque que l'on peut observer dans tous les cas.

Le premier effet de toute maladie du cœur étant de diminuer le débit du ventricule, il est évident que le nombre des pulsations en un temps donné restant le même, la circulation sera ralentie. La quantité de sang contenue dans *le réservoir* vasculaire est la même ; mais moins de liquide entre, moins de liquide sort, par conséquent le courant est ralenti (1).

Si ce fait a été un peu négligé, c'est qu'on attribuait le ralentissement à un obstacle, et que l'obstacle devenait le fait important.

M. Monneret cependant essaya une généralisation absolue des maladies du cœur, et pour lui la diminution de vitesse du courant sanguin devint le fait capital, commun à toutes les maladies du cœur, seul important en clinique (2).

Nous avons montré que les lésions aortiques sont *cliniquement* et *mécaniquement* distinctes des lésions mitrales. Mais nous ferons voir dans le chapitre III, combien Monneret eut raison d'accorder une grande importance au ralentissement du cours du sang (3).

1. Il y a un ralentissement de la vitesse *moléculaire* et de la vitesse *quantitative*. Moins de sang passe en une minute dans un vaisseau, et chaque molécule de sang chemine plus lentement.

2. Monneret. *Étude clinique et expérimentale sur les maladies de l'orifice aortique. Revue médico-chirurgicale*. Juillet 1850, t. 8, pages 5 et 6. Propositions générales. Propositions 7 et 8. — 7. « Le « *ralentissement* définitif de la vitesse du sang, voilà le fait capital. « — 8. Cliniquement, pour le praticien, ce qu'il y a d'essentiel à re- « chercher et à constater dans les symptômes, c'est l'altération de la « vitesse du sang, qu'elle tienne à rétrécissement ou à une dilatation « de l'orifice d'écoulement, peu lui importe. »

3. Beaucoup d'auteurs semblent encore croire que la pression et la vitesse sont toujours inversement proportionnelles. Nous nous permettons donc de renvoyer au travail de M. Marey : *De la vitesse et de la pression du sang*, etc. Travaux du laboratoire de Marey 1875 et 1876. On y verra que ces deux éléments s'accroissent simultanément lorsque l'action du cœur augmente, diminuent simultanément, lorsque l'action du cœur faiblit.

SECTION II

Modifications de la pression et de la vitesse du sang résultant de lésions des vaisseaux.

§ 1. — *Modifications de la pression et de la vitesse du sang consécutives à un anévrysme et spécialement aux anévrysmes de la crosse de l'aorte.*

Les anévrysmes de la crosse de l'aorte peuvent enrayer la circulation du sang, amener des œdèmes, une anasarque généralisée, et tous les symptômes de l'asystolie. Nous en avons déjà signalé un cas, dont malheureusement l'observation détaillée ne fut pas prise, parce que l'asystolie était si considérable que l'on crut avoir affaire à une dilatation simple des moins curieuses.

J'ai su qu'un cas à peu près semblable s'était présenté chez M. Potain, quelque temps avant que je n'aie l'honneur de suivre son service.

De semblables faits ne sont pas très communs. Dans les observations 52, 53 et 54 de Corvisart un peu d'œdème est signalé. Sur neuf observations d'anévrysmes de l'aorte, Bertin signale une fois un œdème léger, une autre fois l'anasarque et l'asystolie. La proportion est encore plus faible dans les autres auteurs.

PRINCIPES D'HYDRAULIQUE APPLICABLES AUX ANÉVRYSMES.

Dans un tube présentant un ou plusieurs renflements, la vitesse *moléculaire* du liquide diminue au niveau des renflements. Mais la pression augmente brusquement, parce qu'elle est, sous une charge égale, en raison inverse de la résistance, et que la résistance augmente avec l'étroitesse du tube.

« La présence des renflements diminue la résistance totale que le « liquide éprouve dans son cours, car la vitesse est moindre dans les « parties évasées. Il en résulte que la hauteur primitive de la résistance, « est aussi plus petite ; que par suite, la vitesse générale est aug- « mentée, et avec elle l'écoulement (1). »

Ainsi, dans la figure 1, si nous avons une dilatation du tube de dégagement OA, suivant KLMN, la ligne de pression sera suivant SDEFIA.

Ces faits sont faciles à appliquer aux anévrysmes. Ils nous apprennent : 1° Que la pression augmente brusquement dans l'intérieur de l'anévrysme, ce qui peut prédisposer à leur rupture ; 2° que la présence d'un anévrysme amène une *diminution* de la pression du sang en amont comme en aval ; 3° que la vitesse générale du cours du sang doit être augmentée parce que l'écoulement est rendu plus facile (2) ; 4° enfin que la poche a pour action de diminuer le travail du cœur, en diminuant les résistances. L'anévrysme ne peut donc être par lui-même ni une cause d'enrayement de la circulation, ni une cause d'hypertrophie ou de dilatation du cœur.

La contradiction toutefois entre ces principes et les faits cliniques, n'est, je crois, qu'apparente. L'anévrysme, en effet, est tout autre chose qu'une simple dilatation arté-

1. Wundt. *Physique médicale.*

2. L'anévrysme chasse dans les capillaires tout le sang qu'il reçoit du cœur. Il est donc impossible de supposer qu'il se fait dans la poche une accumulation de sang au détriment des vaisseaux.

rielle, régulière, favorable à la circulation. Il s'accompagne toujours, soit d'une lésion de l'orifice aortique, soit de lésions des parois des vaisseaux, soit au moins de dépôts irréguliers, crayeux, dans l'intérieur de la poche, irrégularités qui créent autant d'obstacles au cours du sang. Enfin la diathèse générale qui a altéré l'aorte, a porté presque toujours sur tout l'arbre vasculaire, sur toute l'économie. C'est dans toutes ces complications de l'anévrysme qu'il faut chercher la cause de l'enrayement de la circulation, enrayement, d'ailleurs, qui est loin d'être fréquent.

§ 2. — *Modifications de la pression et de la vitesse du sang, consécutives aux lésions généralisées dans l'arbre vasculaire.*

Les modifications ne portent pas sur les capillaires vrais, du moins, cela n'est pas démontré. Elles portent sur les artères, et encore plus sur les artérioles, peut-être sur les veinules.

M. Rigal considère ces lésions comme une cause *nécessaire* d'asystolie. M. Peter professe la même opinion. C'est assez dire que ces modifications, quoique encore incomplètement connues, méritent une grande attention.

On peut, je crois, reconnaître deux modes d'altérations :

1° Athéromes généralisés ;

2° Asthénie vasculaire, c'est-à-dire dilatation passive des petits vaisseaux qui ont perdu leur élasticité et leur contractilité, et qui se laissent dilater d'une façon passive.

A. — *Athéromes généralisés.*

M. Marey (1) a fait voir que les athéromes des grosses artères, en faisant perdre à ces vaisseaux leur contractilité, augmentent les résistances, et nécessitent de la part du cœur un travail exagéré. C'est donc une cause d'hypertrophie et de dilatation, par suite, d'asystolie et de ralentissement consécutif du cours du sang.

Les athéromes siégeant au voisinage des capillaires, créent des obstacles continuels au cours du sang, et cela est dû à une triple cause : à la perte d'élasticité, à l'irrégularité des parois, au rétrécissement de la lumière du vaisseau. — En aval de l'obstacle que créent ces artérioles, c'est-à-dire dans les capillaires vrais et dans les veines, la pression sera donc *moindre*.

Quant à la vitesse, elle n'est diminuée qu'indirectement, par suite du retentissement de la lésion sur le cœur. Le travail du cœur étant augmenté à chaque systole, le cœur doit se contracter moins fréquemment. De plus en raison des obstacles, il ne tarde pas à se dilater.

B. — *Asthénie vasculaire.*

L'asthénie vasculaire est d'après M. Peter, la cause véritable de l'asystolie.

Tout le réseau capillaire, réseau immense comme on

1. Marey, *Recherches hydrauliques sur la circulation du sang. Annales des sciences naturelles*, 1857. Zoologie.

sait, se laissant dilater, il en résulte que l'arbre circulatoire presque entier est dilaté. Les obstacles au cours du sang sont très diminués, ce serait une cause très puissante de diminution du travail systolique du cœur (1), si dans tous les cas le cœur ne participait pas à l'asthénie et ne se trouvait affaibli en même temps que les vaisseaux.

Si donc nous supposons que l'affaiblissement du cœur fait équilibre à la diminution des obstacles, et que le cœur émet la même quantité de sang, le sang fera un tour complet dans le même temps ; la dilatation des capillaires activera-t-elle la circulation ?

Elle activera la vitesse *quantitative* (2) du sang, c'est-à-dire qu'en un temps donné il passera plus de sang que normalement. Mais en est-il de même de la vitesse moléculaire ? Chaque molécule liquide est-elle animée d'une vitesse de translation *plus* ou *moins* grande.

Dans l'examen de cette question, je crois que l'on a souvent négligé un fait important. L'état de dilatation ou de resserrement des capillaires ne change pas la quantité de sang contenue dans l'organisme. Et comme le réservoir vasculaire est exactement moulé sur son contenu sans qu'il existe aucun vide, la capacité totale du réservoir n'est pas changée. Si donc le sang afflue vers une section dilatée, il évacue une autre section, qui alors se rétrécit pour se

1. Marey. Thèse de doctorat, 1859. Page 66, et *Physiologie médicale de la circulation du sang*.

2. Pour cette distinction entre la vitesse quantitative et la vitesse moléculaire, voir la thèse de M. Marey. P. 66 et sa *Physiologie médicale de la circulation*. Page 134 en note.

mouler sur le contenu (1). Si donc les capillaires se dilatent, on peut être sûr que les vaisseaux artériels ou veineux sont rétrécis. Donc, la vitesse moléculaire étant proportionnelle à la surface de section, l'écoulement devient plus rapide dans les gros vaisseaux rétrécis, plus lent dans les petits dilatés.

En résumé, le ralentissement du cours du sang est un fait général dans les maladies de l'appareil circulatoire. L'accroissement de pression est un phénomène inconstant dont les effets viennent s'ajouter à ceux du ralentissement, dans les lésions tricuspidiennes, primitives ou secondaires. Nous verrons au chapitre III les conséquences de ces principes.

1. Ce fait est important pour la théorie de la dérivation et de la révulsion.

CHAPITRE III

CONSÉQUENCES DES MODIFICATIONS DE LA PRESSION ET DE LA VITESSE DU SANG DANS LES MALADIES DU CŒUR, RELATIVES AUX HYDROPISIES ET AUX PHÉNOMÈNES ASYSTOLIQUES EN GÉNÉRAL.

Les hydropisies qui reconnaissent pour cause une maladie du cœur ou des vaisseaux sont généralement rattachées à l'accroissement de la pression *veineuse.*

Il est vrai qu'en même temps, presque tous les auteurs (1) affirment que la pression artérielle est diminuée. La pression dans les capillaires étant la moyenne de la pression artérielle et de la pression veineuse ne semble donc pas devoir être modifiée. Or la pression veineuse ne peut être une cause efficace d'hydropisie, qu'autant qu'elle s'est transmise aux capillaires. On voit déjà que la théorie généralement admise est insuffisante telle qu'elle est formulée, même en admettant les principes mécaniques invoqués.

A plus forte raison, cette pathogénie est-elle insuffisante, si on révoque en doute l'accroissement de la pression du sang dans les lésions aortiques et les dilatations passives du cœur. Aussi avons-nous été amené à chercher une explication plus satisfaisante des hydropisies de cause mécanique.

1. Nous avons dit que M. Jaccoud fait exception. Il admet comme conséquence tardive l'accroissement de pression dans les capillaires et les artères.

Tous les tissus, tous les éléments, sont plongés dans un liquide, véritable milieu interne, comme le dit M. Robin. C'est dans ce liquide interstitiel que les éléments vivent et se développent. C'est dans son sein que se font tous les échanges nutritifs.

Or, l'hydropisie est un accroissement pathologique de ce liquide interstitiel. En même temps qu'il s'accroît, le liquide interstitiel est probablement altéré.

Le liquide interstitiel a une double source. Il provient du sang par *exosmose*. Il provient des *tissus* à la fois par un semblable phénomène d'osmose et par la décomposition de leurs éléments. Car pour rentrer dans le torrent circulatoire, pour être renouvelés, les éléments doivent retourner à l'état liquide. Autrement l'absorption en est impossible.

Entre le liquide sanguin et le liquide interstitiel, il se fait donc à travers la paroi des capillaires un échange perpétuel ; c'est l'absorption interstitielle que l'on s'accorde aujourd'hui à rapporter à un phénomène d'osmose, en vertu duquel les liquides nutritifs cheminent jusqu'au tissu, tandis que les produits de décomposition rentrent dans le sang. L'économie est ainsi une sorte d'endosmomètre dans lequel nous pouvons étudier le liquide interne, le sang ; le liquide externe, liquide interstitiel ; les modifications que l'échange osmotique fait subir au liquide interne, c'est-à-dire les différences entre le sang artériel et le sang veineux.

La membrane de séparation, paroi des capillaires, a aussi probablement une influence capitale, mais son rôle ne peut être précisé.

Avec M. Longet (1) on peut reconnaître dans le sang

1. Longet *Traité de physiologie*, 3e édition, T. I, page 836.

des éléments provenant de deux origines, ayant deux buts différents. Les uns sont des « matériaux d'assimilation « contenus dans le sang et pouvant trouver leur emploi « dans l'organisme. » Les *albuminoïdes* sont les plus importants. Les autres sont des « produits de désassimila- « tion contenus dans le sang et devant être expulsés de « l'organisme. » Les sels organiques, urée, acide urique, créatine, etc., sont les plus importants. Enfin l'eau et les sels minéraux sont communs aux deux classes de matériaux du sang.

Nous pouvons reconnaître dans le liquide interstitiel la même division d'éléments suivant leur origine et leur fonction. Mais tandis que les matériaux de nutrition l'emportent de beaucoup dans le sang, ceux de dénutrition prédominent au contraire dans la sérosité interstitielle. Que l'on analyse, pour se donner une idée approximative du liquide interstitiel, la *sérosité* des œdèmes ou la lymphe, produit entièrement de résorption, on ne trouve que 5 à 7 pour 1000 d'albumine dans la première; 22 à 55 dans la seconde, plus riche en albumine que tous les liquides hydropiques; tandis qu'il y a normalement 78 pour 1000 d'albumine dans le plasma du sang (1).

Au contraire la lymphe contient de 2 à 6/1000 de principes de dénutrition et ces principes dans le sang ne font que 2 ou 3 dix-millièmes.

Pour reconnaître enfin les modifications que l'absorption

1. Robin. *Traité des humeurs*, p. 60. Le plasma du sang contient $\frac{25}{1000}$ de plasmine, $\frac{53}{1000}$ de sérine.

interstitielle a fait subir au liquide sanguin, il suffit de comparer le sang artériel au sang veineux.

Les différences capitales sont une plus grande richesse du sang artériel en albumine, et en fibrine. Une plus grande richesse du sang veineux en sels inorganiques et surtout en sels organiques.

Enfin le *plasma* veineux est plus riche en eau, et cela en dépit des sécrétions qui en ont enlevé une grande quantité (1).

Il résulte donc de ces analyses : 1° que le plasma du sang artériel est une solution presque uniquement albumineuse ; 2° que le liquide interstitiel peut être comparé à une solution saline ; 3° que dans son trajet à travers les capillaires, le sang *cède* de l'albumine et reprend de l'eau chargée de sels.

Ainsi le liquide albumineux provenant du sang ne semble pas séjourner dans l'interstice des tissus, il se solidifie et s'organise ; le liquide interstitiel provient en grande partie de la transformation des organes.

Ce n'est pas un simple produit d'exsudation, c'est un produit lent de nutrition.

Ces données étaient utiles pour comprendre la production des hydropisies, qui sont le résultat d'un défaut d'équilibre entre les phénomènes d'endosmose et d'exosmose constituant l'absorption.

1. Si l'analyse de Poggiale et Marchal de Calvi indique 4 millièmes d'eau en moins dans le sang veineux que dans le sang artériel, il faut se rappeler que leur analyse porte sur tout le sang, et non sur le plasma. Or le sang veineux contient 14 millièmes de globules et d'éléments solides en plus que le sang artériel. La proportion d'eau dans le plasma du sang veineux est donc réellement plus considérable.

Deux ordres de causes, en effet, peuvent entraver le mouvement d'absorption interstitielle : une altération chimique du sang, des troubles mécaniques dérangeant l'équilibre des courants d'osmose.

L'altération chimique du sang, la diminution de son état colloïde, a une action qui a été mise en évidence surtout par MM. Becquerel et Rodier (1). Cette altération porte presque toujours sur une diminution de l'albumine. Toutes les fois que de 80/1000, proportion normale, de l'albumine du sang descend à la proportion de 60/1000, l'anasarque ne tarde pas à se produire.

De nos jours, on a attaqué les faits invoqués par Becquerel et Rodier : M. Germain Sée, M. Jaccoud, et surtout M. Besnier, n'ont vu dans la perte d'albumine qu'une cause prédisposante aux hydropisies, et pour eux il doit toujours exister un trouble mécanique jouant le rôle de cause occasionnelle.

Quoi qu'il en soit, cet ordre de causes ne doit pas nous arrêter : l'hypo-albuminose n'est pas la condition ordinaire de l'œdème cardiaque. C'est dans des troubles mécaniques qu'il faut chercher la pathogénie de ces hydropisies.

Le rôle de la pression exagérée du sang dans les veines et les capillaires a été mis en évidence dès le XVIIe siècle par les expériences de Lower (2). Liant la veine cave inférieure d'un chien, il vit l'animal succomber avec une ascite énorme. Les résultats furent analogues en liant les jugulaires (3).

1. *Archives générales de médecine*, 1850.

2. *Tractatus de corde item de motu et colore sanguinis* 1680 p. 81 et 82

3. Cruveilhier (Anat. path. gén. tome II p. 348 en note) fait remar-

« Je m'attendais, dit Lower, à trouver les parties gonflées « par du sang extravasé : mais il en fut autrement, car je « ne trouvai aucun vestige de sang. Tous les muscles, « toutes les glandes étaient entièrement distendus par une « sérosité limpide au point d'en être transparentes. » Ces expériences furent à peu près oubliées. On continua avec Hunter à rapporter les hydropisies à la rupture des lymphatiques.

Magendie (1) remit en honneur l'ancienne théorie de l'absorption par les veines. Il fit voir aussi qu'en augmentant la pression sanguine par des injections intra-veineuses, on produit des épanchements.

M. Bouillaud fit l'application des expériences de Magendie à la pathologie. Il montra que les caillots oblitérant les veines principales d'un membre amènent l'œdème dans ce membre. C'est ce qu'on a en particulier fréquemment l'occasion d'observer dans la *phlegmasia alba dolens*. Il montra en outre que les obstacles au cours du sang dans la veine cave inférieure ou la veine porte amènent l'ascite.

Il en conclut que les maladies du cœur amènent des hydropisies par un semblable mécanisme, obstacle central à la circulation du sang, et pression sanguine exagérée. C'est en un mot par l'augmentation de pression qu'il crut pouvoir expliquer les hydropisies passives d'une façon gé-

quer qu'il a répété sans succès l'expérience de Lower sur les jugulaires. M. Ranvier a fait voir qu'en effet cette expérience donne rarement les résultats indiqués par son auteur.

1. Magendie. Précis de physiologie. Tome II. P. 34. Phénomènes physiques de la vie. Tome I. — Mémoire sur le mécanisme de l'absorption. *Journal de physiologie* 1821 T. I.

nérale (1). Bouillaud alla jusqu'à nier l'influence de la débilité, et de l'action des petits vaisseaux, et en conséquence il préconisa la saignée qui, quoiqu'en augmentant la débilité, diminue la pression.

Quoique tout le monde se soit rangé à l'opinion de Bouillaud pour ce qui est de la pathogénie des hypropisies d'origine cardiaque, on sait aujourd'hui que sa thérapeutique spoliatrice, ne produit ordinairement qu'une amélioration passagère dont le bénéfice ne dure point, parce que la débilité est un fait aussi important que la pression exagérée.

On rapporte donc aujourd'hui toutes les hydropisies mécaniques à une seule cause : Pression excessive dans le système veineux. Mais nous avons vu que l'accroissement de pression sanguine est un fait inconstant dans les affections cardiaques, et que par conséquent cette étiologie est incomplète.

Le ralentissement du cours du sang au contraire est un fait général. Nous nous sommes donc demandé si ce ralentissement n'aurait point une influence considérable sur la production des épanchements séreux.

Répétons-le, le liquide interstitiel, et encore bien plus le liquide des hydropisies, est essentiellement différent du plasma sanguin. Et nous devons considérer ce liquide, non comme un produit de transsudation, mais comme un produit de nutrition. Le rôle de l'absorption est de résorber ce

1. Bouillaud. De l'oblitération veineuse et de son influence sur la formation des hydropisies partielles, et considérée comme cause des hydropisies passives en général. *Archives générales de médecine* 1823. Tome II. Page 188.

liquide, grâce au pouvoir fortement endosmotique du sang, avec une rapidité égale à la vitesse avec laquelle il se forme.

Or, tous les physiciens et tous les physiologistes l'ont fait remarquer, le renouvellement du liquide dans l'endosmomètre est une condition favorable à l'endosmose parce qu'ainsi le liquide interne ne se sature point du produit de résorption. C'est comme on l'a dit une expérience toujours à son début (1). Les expériences de Matteucci et de M. Béclard ne laissent point place au doute : « Soit B un vase d'une cer« taine capacité contenant une dissolution d'albumine. Lors« qu'on fait écouler cette dissolution par une anse de bau« druche, l'eau contenue dans le vase A passe par osmose « vers la dissolution albumineuse au travers des parois de « l'anse membraneuse. L'osmose est plus rapide dans ces « conditions que si l'expérience avait lieu (pour des sur« faces de membranes égales et pour des liquides de même « nature) dans l'appareil ordinaire d'endosmose... Le li« quide qui coule dans l'anse membraneuse... présente en « effet à chaque moment une composition qui est sensible« ment la même qu'au commencement de l'expérience (2).

Nous devons conclure de ces faits qu'un ralentissement du cours du sang dans les capillaires, ralentira le phénomène d'absorption. Sans doute alors il transsudera moins

1. Matteucci phénomènes physiques de la vie. 6e loi. « L'absorption « varie selon la rapidité avec laquelle le liquide se meut dans le vase « où doit être introduit le liquide à absorber. » Paul Bert, article du Dict. pratique : « La rapidité de la circulation favorise l'absorption... « L'absorption en elle-même reçoit un grand secours du renouvelle« ment plus rapide du liquide sanguin à la surface interne des vais« seaux. »

2. J. Beclard. *Traité élémentaire de physiologie* 6e édition p. 191.

de liquide, mais l'équilibre n'en est pas moins dérangé. Car, à mesure que le contenu albumineux des vaisseaux sanguins s'altère au contact du liquide salin interstitiel, l'exosmose tend à prédominer sur l'endosmose, et celle-ci se ralentit. Le liquide interstitiel de dénutrition ne sera pas résorbé, ou le sera lentement. Il s'accumulera dans les tissus, et il se produira des hydropisies par stase. L'absorption interstitielle, en effet, met en présence deux liquides, l'un immobile, la sérosité, l'autre en mouvement, le sang. Il est évident que plus le mouvement de ce dernier sera rapide, plus le courant endosmotique vers lui sera intense.

Aux deux causes hydropigènes admises jusqu'ici, hypoalbuminose et pression exagérée, nous croyons donc pouvoir en ajouter une troisième : ralentissement du cours du sang. Nous ne doutons guère que cette cause soit aussi importante que les deux autres.

Ce n'est pas seulement, en effet, dans les maladies du cœur que l'on peut appliquer les deux lois suivantes : *Tout ce qui ralentit le cours du sang ralentit la résorption des épanchements et en favorise la formation. — Tout ce qui active le cours du sang, active la résorption des épanchements.* Ces lois trouvent de nombreuses applications dans la pathologie et la thérapeutique.

De tout temps on a signalé la position déclive comme favorable aux hydropisies. Sans doute cette cause agit de deux façons : par accroissement de pression et par ralentissement du courant sanguin. La ligature des artères échappe à une semblable objection. Peut-être est-ce une cause peu puissante d'hydropisies. C'est néanmoins à tort que

M. Rathery (1) révoque cette cause en doute, sous prétexte qu'elle n'est pas signalée dans le travail de M. Cocteau (2). Presque tous les auteurs ont regardé l'obstruction des artères comme cause secondaire des œdèmes.

On ne peut révoquer en doute en tout cas qu'une semblable lésion retarde l'absorption. Schnell lie l'aorte abdominale d'un animal. L'absorption d'antimoine déposé dans une plaie de la cuisse n'est pas faite au bout de huit heures. Il enlève la ligature et les signes d'intoxication apparaissent (3).

Bischoff, Frankel, Schiff, Longet (4) ont vu l'absorption au lieu de se faire en cinq minutes tarder jusqu'à trois heures !

Voilà près d'un siècle que le rôle du système nerveux dans l'absorption a appelé l'attention des physiologistes. Des expériences quelquefois contradictoires en apparence de Brodie, Dupuy, Brachet, Muller, Magendie et Longet, on peut conclure avec ce dernier auteur (5) que l'intervention du système nerveux n'est pas nécessaire à l'absorption, mais qu'elle active ce phénomène probablement d'une façon médiate « en modifiant la circulation des parties organiques. »

Cette modification de la circulation est bien connue

1. Rathery. *Pathogénie de l'œdème*. Thèse de concours, 1872.

2. Cocteau. *Recherches sur les altérations des artères à la suite de la ligature*. L'auteur ne fait que glisser sur les conséquences trophiques éloignées. Voilà pourquoi il ne parle pas des œdèmes.

3. Schnell, *Dissertatio sistens historiam veneni upas antiar*, Tubingue 1815.

4. Longet, *Traité de physiologie*; 3e édition t. I, p. 347.

5. Longet, *Traité de Physiologie*; 3e édition t. I, p. 355.

aujourd'hui. La section des nerfs mixtes (les seuls qui semblent modifier l'absorption, comme l'a fait voir M. Ranvier) amène une dilatation des capillaires (1). Cette dilatation des capillaires dans un point limité du corps, un membre, peut amener une augmentation de la vitesse quantitative, mais un ralentissement de la vitesse moléculaire; la vitesse moléculaire étant approximativement en raison inverse du calibre des tuyaux (2). Or, nous l'avons dit; ce qui importe au point de vue de l'absorption et de la production des œdèmes, ce n'est pas la quantité de sang qui traverse un organe. Ce fait importe à la nutrition, mais très peu à la résorption, car le liquide qui se distribue à l'organe servira aussi bien à former d'une façon indirecte le liquide interstitiel, qu'à reprendre ce liquide par ses propriétés osmotiques. Ce qui importe, c'est que le sang se meuve rapidement : s'il est en grande quantité, la formation et la résorption de la sérosité seront rapides, l'équilibre sera maintenu ; s'il est en petite quantité, ces deux phénomènes seront simultanément ralentis, et l'équilibre sera encore maintenu. Si, au contraire, le sang arrive par de larges voies et en quantité suffisante, mais *lentement*, le liquide interstitiel continue à se former, puisqu'une quantité suffisante de principes nourriciers se distribue aux orga-

1. Claude Bernard. *Recherches expérimentales sur les nerfs vasculaires et calorifiques du grand sympathique. Comptes-rendus de l'Académie des sciences.* 2 et 18 août 1862.

2. Marey. *Physiologie médicale de la circulation du sang*, page 131. En note. Cet auteur établit la distinction que nous venons de rappeler entre la vitesse quantitative et la vitesse moléculaire.

nes, mais il ne sera pas repris, ou il le sera lentement, en raison de la stagnation du plasma sanguin (1).

Cette perte de l'influence nerveuse se rencontre aussi dans l'état pathologique. Elle s'accompagne alors d'un ralentissement de l'absorption et d'œdèmes plus ou moins tardifs. Lobstein, le premier peut-être, a signalé l'œdème chez les hémiplégiques, dans la moitié du corps paralysée. Portal a donné la même interprétation que nous venons de donner : le ralentissement de la circulation (2).

Enfin on peut expérimentalement reproduire des hydropisies par la section des nerfs vasculaires. Budge et Waller avaient déjà signalé une tendance aux épanchements après la section du sympathique (3). Mais on doit à M. Ranvier d'avoir surtout précisé ces faits et d'avoir appelé sur eux l'attention des physiologistes et des médecins.

Ayant répété les expériences de Lower, M. Ranvier n'a pas retrouvé les résultats signalés par cet auteur en 1680.

1. Autrement dit, dans le fait de l'absorption, il y a deux phénomènes, l'*endosmose* et l'*exosmose*. Si la vitesse moléculaire étant conservée, le sang se distribue en abondance, les deux phénomènes sont simultanément accrus, et l'équilibre est maintenu. Si la vitesse du sang est diminuée, l'endosmose devient inférieure à l'exosmose, et l'équilibre cesse d'exister. Les deux phénomènes peuvent d'ailleurs être tous les deux accrus, mais dans une proportion différente, être tous les deux diminués, ou bien enfin le premier être seul diminué.

2. « Lorsque les parties sont privées du sentiment et du mouvement, la circulation des humeurs est ralentie ou suspendue en elles,... la nature des fluides est changée. D'où résulte leur stagnation dans les vaisseaux, dans le tissu cellulaire, et enfin leur épanchement dans les cavités. » Portal. *Traité des hydropisies*, p. 162.

3. Budge et Waller. *Recherches sur le système nerveux*, 1851.

La ligature de la veine principale de la cuisse a toujours été insuffisante à déterminer de l'œdème. Il en a été de même de la ligature de la jugulaire.

Mais si on sectionne en même temps les cordons nerveux on observe alors les résultats signalés par Lower, infiltration du membre inférieur, ou de la région parotidienne, avec salivation, sécrétion des larmes, etc. De plus cette action n'est pas due à la paralysie des nerfs moteurs et sensitifs, comme l'avaient cru les auteurs qui avaient signalé l'œdème des paralytiques, car si on sectionne la moelle ou les nerfs dans le canal rachidien, on n'observe aucun épanchement. Il faut sectionner le tronc nerveux après qu'il a reçu l'anastomose du grand sympathique (1).

L'œdème, dans ces cas, est donc bien réellement lié à une dilatation des capillaires. Je crois fermement qu'il faut le rapporter au ralentissement de la vitesse moléculaire, et non à la légère augmentation de pression qui se produit dans les capillaires, par suite de l'afflux du sang vers les parties où la circulation se fait facilement. M. Ranvier, en effet, démontre que la ligature des veines qui est une cause bien plus puissante de pression dans les vaisseaux, est insuffisante à amener un épanchement. Comment dès lors admettre qu'un très faible accroissement de la pression suffise

1. Ranvier. — *Recherches expérimentales sur la production de l'œdème.* — Comptes rendus de l'Académie des Sciences, décembre 1869. Signalons un autre fait communiqué par M. Ranvier à M. Rathery et rapporté par celui-ci dans sa thèse de concours. En excitant le nerf tympanico-lingual d'un chien, M. Ranvier a vu se produire *l'œdème de la parotide* et une salivation exagérée. En même temps le sang sortait de la veine *rouge* et très *abondant*. C'est-à-dire qu'il y avait dilatation de tous les petits vaisseaux.

à amener l'œdème? Je suis loin de nier l'influence de la pression, mais je crois que dans les expériences de M. Ranvier deux causes s'accumulent pour produire l'hydropisie (1).

En thérapeutique même, on se sert depuis longtemps des irritants pour amener la dilatation des petits vaisseaux et une espèce d'hydropisie consécutive. Nous voulons parler du vésicatoire. Comment en effet se rendre compte de la production de cet épanchement sous-épidermique qui se fait rapidement? Par la dilatation des petits vaisseaux et le ralentissement du cours du sang.

Inversement en resserrant les vaisseaux on accélère le cours du sang et la résorption des liquides épanchés, spécialement du sang extravasé à la suite des contusions. Nous ne parlerons pas de la position élevée, on pourrait invoquer la diminution de pression dans les vaisseaux; de la compression, on pourrait invoquer l'accroissement de pression dans le liquide épanché qui ne peut fuir comme le sang sous la compression (2). Mais comment agissent le froid, les compresses astringentes, et les liquides dits résolutifs? Dans tous les cas les petits vaisseaux se resserrent, la circulation est activée, et, quoique moins de sang traverse

1. Avec M. Rathery nous pouvons rapprocher des faits expérimentaux de M. Ranvier un grand nombre de faits pathologiques. L'œdème consécutif aux lésions des nerfs, aux névralgies, aux névroses, spécialement à l'hystérie dans laquelle Sydenham, Portal, Brodie avaient déjà signalé des épanchements.

2. Sans nier l'influence de la pression, nous croyons que dans ces deux cas l'accroissement de rapidité du cours du sang joue un certain rôle dans la résorption des épanchements.

la partie malade, cette petite quantité de sang, en vertu de la rapidité de sa circulation, résorbe activement les produits épanchés dans le tissu cellulaire.

Il en est de même dans la fièvre. Briquet a démontré que Broussais était dans l'erreur lorsqu'il considérait la fièvre comme ralentissant l'absorption. Elle l'active au contraire ; elle active en même temps la résorption des épanchements de toute espèce.

Ces faits sont je crois suffisants. Ils permettent de se rendre compte des hydropisies de cause cardiaque.

Toutes doivent être rapportées à une diminution de la vitesse du cours du sang. Dans un grand nombre de cas, dans les lésions tricuspidiennes, primitives ou consécutives aux lésions mitrales, à la cause précédente, se joint une augmentation de pression dans les veines et les capillaires. Cette deuxième cause devient alors la plus puissante. Aussi ces lésions sont-elles infiniment plus graves au point de vue de la production de l'anasarque et de l'asystolie que les lésions du cœur gauche non compliquées de lésions du cœur droit, et surtout que les lésions aortiques.

Nous pourrions d'une façon analogue nous rendre compte de la production de quelques autres symptômes asystoliques. La cyanose et la dyspnée reconnaissent aussi pour cause un défaut de l'absorption, mais cette absorption porte sur les gaz. En raison de la lenteur de la circulation pulmonaire, l'oxygène n'est absorbé qu'en quantité insuffisante, et l'acide carbonique s'accumule dans le sang. Il s'accumule aussi dans les tissus, qui se trouvent en face d'un sang pauvre en oxygène, et animé d'un mouvement peu rapide.

Nous avons voulu seulement signaler cette considération importante. La faible étendue de ce travail ne nous permet pas de la développer.

CHAPITRE IV

APPLICATIONS A LA THÉRAPEUTIQUE ET A L'HYGIÈNE DES MALADIES DU CŒUR.

Ce n'est qu'en tremblant que nous abordons le chapitre des applications thérapeutiques. L'effet physiologique de la plupart des médicaments est en effet connu d'une façon trop incomplète pour qu'on puisse analyser leur action à un point de vue mécanique. Aussi serons-nous bref sur des explications que nous regardons nous-même comme des aperçus, des conceptions qui ne sont pas définitives.

J'ai cru cependant ne pas devoir les omettre complètement. Tout travail médical me semble incomplet quand il n'ouvre pas quelques horizons à la pratique. Je serai d'ailleurs moins timide sur le sujet de l'hygiène.

Il suit des conclusions des chapitres précédents, que le traitement des maladies du cœur doit viser non-seulement à faire baisser la pression du sang, mais aussi à accroître sa vitesse moléculaire.

Ces deux résultats s'obtiennent d'ailleurs bien souvent simultanément, par exemple par tous les déplétifs, les saignées, les diurétiques, les purgatifs, les sudorifiques. Quelquefois cependant, un des résultats semble obtenu d'une façon plus puissante. La vitesse même semble quelquefois accrue et la pression augmentée. Or, dans l'asystolie, le malade se trouve bien de ce résultat comme nous le verrons, et cela confirme notre manière de voir sur l'importance de la vitesse du courant sanguin.

Poiseuille (1) a constaté que l'injection de certains sels dans le sang active la circulation dans les tubes capillaires, dans les capillaires du cadavre, dans ceux de l'animal vivant.

L'azotate de potasse et l'acétate d'ammoniaque jouissent surtout de cette propriété. L'alcool, au contraire, ralentit le courant.

Ainsi en faisant circuler une quantité donnée d'eau distillée dans des tubes capillaires d'une certaine longueur, la durée de l'écoulement était de cent onze minutes quarante-six secondes. Une solution d'azotate de potasse au 50° s'écoulait dans les mêmes conditions en cent neuf minutes vingt secondes ; une solution au 10° en cent sept minutes, trente-sept secondes. Chez un cheval vivant, de onze ans, le sang parcourait un espace donné en trente ou trente-quatre secondes. Il ne mettait que vingt à vingt-cinq secondes à parcourir le même trajet après une injection de 5 gr. d'hydrocyanate ferruré de potasse uni à 4 gr. d'azotate de potasse et 450 gr. d'eau.

Sans doute, dans ces cas, la pression doit baisser légèrement. Il y a aussi diurèse, ce qui est peut-être dû à la rapidité de l'écoulement (car, il ne faut pas confondre la sécrétion urinaire avec un phénomène osmotique comme celui de l'absorption) (2). Il est donc probable que, dans ce cas,

1. Poiseuille. *Recherches sur l'écoulement des liquides considéré dans les capillaires vivants.* Comptes-rendus de l'Ac. des sciences 1843, t. XVI, p. 60

2. Outre les différences vitales, il existe une différence capitale,

l'azotate de potasse agit de trois façons pour faire résorber les épanchements, et la clinique constate chaque jour que c'est un excellent médicament contre les hydropisies.

C'est avec plus de réserve encore que l'on doit aborder l'étude de la digitale. Quelque variées que soient les opinions sur l'action physiologique de ce puissant médicament, il semble aujourd'hui bien démontré, qu'à dose thérapeutique il rend les battements du cœur plus rares, mais plus énergiques, qu'il excite la fibre musculaire de cet organe, qu'il resserre les capillaires; enfin, qu'il augmente la tension vasculaire (1).

Que ces effets soient produits par une action directe sur les fibres lisses ou par l'intermédiaire du pneumogastrique, peu nous importe. Nous tenons seulement à constater qu'alors que la pression est accrue et les capillaires resserrés, les épanchements se résorbent. On a invoqué l'action diurétique du médicament, et, comme pour frapper cette interprétation de non valeur, on n'a voulu voir dans cette action diurétique, qu'un effet de l'accroissement de pression !

dans les conditions physiques. Dans l'absorption interstitielle le liquide interstitiel est immobile, le liquide sanguin, au contraire, se meut. Dans la sécrétion, deux liquides également mobiles sont en présence. Le produit de sécrétion s'écoulant à mesure qu'il se forme, il ne peut être question de sa résorption que d'une façon très accessoire. Tout ici se borne à un phénomène de formation.

1. Legroux rapporte dans sa thèse qu'après injection de 1 centig. de digitaline de Homolle et Quevenne, il a vu l'artère centrale de l'oreille devenir filiforme. Il admet aussi l'accroissement de la pression, il démontre l'élévation de la tension du pouls, etc. Voir aussi Trousseau et Pidoux, Gubler, Rabuteau (*Éléments de thérapeutique*), Vulpian (*Société de biologie*, 56), Gourval (*Société de thérapeutique*, 1871).

Que cette explication de la diurèse soit ou non exacte, le fait n'en reste pas moins établi, que la pression vasculaire est accrue en dépit de la diurèse. Comment donc se rendre compte de la diminution des hydropisies, si ce n'est pas l'accélération du cours du sang, accélération reconnaissant une double cause, le resserrement des capillaires et la force de l'impulsion systolique.

En comparant l'action des deux médicaments que nous venons d'examiner, ne peut-on pas conclure que le nitrate de potasse rend des services dans toutes les hydropisies, actives ou passives, sténiques ou asténiques ? Mais la digitale sera utile, seulement lorsque le cœur faiblira, lorsque ses battements seront insuffisants pour charrier le sang, lorsqu'il y aura asystolie et hydropisie passive, asthénique. C'est aussi ce que nous enseigne tous les jours la clinique (1).

Pour ce qui est de l'hygiène des maladies du cœur, nous dirons de même : il s'agit moins de lutter contre un surcroît de pression sanguine, que d'activer le cours du sang. Il s'agit moins de combattre des obstacles souvent chimériques, que d'éviter la stagnation du sang et l'affaiblissement du cœur.

Pour activer le cours du sang, le moyen par excellence que nous fournit l'hygiène c'est l'exercice. Certes nous ne voulons pas parler d'un travail exagéré, mais d'un exercice modéré, qui va jusqu'à la fatigue, sans y arriver.

MM. Chauveau, Bertolus et Laroyenne (2) ont en effet

1. Voir les *Cliniques thérapeutiques* de M. Dujardin-Beaumetz, 1er fascicule, 1878.

1. Chauveau, Bertolus et Laroyenne. Vitesse de la circulation dans les artères du cheval, d'après les indications d'un nouvel hémodro-

démontré que le mouvement rend le cours du sang plus rapide. « L'état d'activité d'un organe augmente considé-« rablement la vitesse du cours du sang dans les artères « qui se rendent à cet organe. C'est ainsi que la carotide « pendant que les animaux mangent, alors que les muscles « masticateurs et les glandes salivaires sont en activité, « charrie cinq à six fois plus de sang que si ces organes « sont au repos. »

Ainsi dans l'expérience XIII, cheval bai foncé, de haute taille, 29 pulsations par minute. Au repos, l'aiguille de l'hémodromètre donne une déviation systolique de 10°, une déviation dicrotique de 4° et une déviation diastolique de 2°. On fait manger l'animal. La déviation systolique atteint 32°, le dicrotisme est très marqué (1), et à la fin de la diastole, la déviation de l'aiguille est encore de 20°.

Ajoutons que la pression artérielle baisse dans ces expériences. Et si la pression veineuse s'accroît, qu'on nous permette de le dire par anticipation, cela ne crée point un travail exagéré pour le cœur.

On craint que l'exercice en activant la circulation, n'exige un effort du cœur trop considérable et n'en amène la fatigue. Certes, je ne dis pas qu'il faut surmener les cardiaques. Je ne parle que des cardiaques jeunes, sans accidents, chez lesquels la compensation existe. Eh bien chez ces sujets, je crois qu'un exercice qui ne dépasse pas la limite des forces, est le seul moyen d'activer le cours du sang et

mètre (*Journal de physiologie de l'homme et des animaux de Brown-Séquard* 1860, t. 3, p. 695.

1. Le dicrotisme exagéré est un fait inconstant. Il ne se retrouve pas dans l'expérience XIV.

d'obtenir la compensation. Il y a pour ainsi dire deux sortes d'hypertrophies providentielles du cœur : L'une anatomique, celle qu'a décrite Beau ; l'autre fonctionnelle, qui amène la première, et sans laquelle celle-ci serait complètement inutile.

Je ne saurais donc trop m'élever contre la tendance exagérée de certains médecins, et surtout des *mères* de famille, de mettre les enfants à un repos presque absolu, dès qu'on leur a trouvé un souffle au cœur. Aussi, en disant avec l'un de nos plus illustres maîtres : « Si vous avez « affaire à des enfants interdisez la gymnastique, les excur- « sions, les ascensions et les courses trop rapides, » je craindrais en leur faisant fuir les jeux de leur âge de les condamner à une anémie funeste et à l'hypochondrie. Je me contenterais donc d'interdire la gymnastique violente, l'équitation, les bains de mer. Je conseillerais des précautions contre les refroidissements telles que l'habitude de la flanelle dans la crainte de rhumatismes ou de complications thoraciques. Je m'en remettrais entièrement à la famille pour faire éviter à l'enfant de se mettre en *nage*. Et puis, je laisserais l'enfant à tous ses jeux. Loin de les lui interdire, j'insisterais sur des exercices modérés, tels que l'escrime sans que l'on s'y livre avec passion, les promenades prolongées au grand air de la campagne, jusqu'à ce que l'enfant se sente fatigué. C'est la limite qu'il ne faut pas dépasser. Peut-être même oserais-je instituer un traitement hydrothérapique.

La famille d'ailleurs, toujours prompte à s'inquiéter, n'est que trop portée à exagérer les conseils de prudence du médecin. J'ai pour ami intime un jeune homme chez lequel le médecin consulté sur l'opportunité de leçons d'équitation reconnut une lésion mitrale qui ne s'était manifestée par aucun symptôme subjectif. Il recommanda fort sagement de s'abstenir de l'exercice du cheval, et de ne se livrer qu'à un exercice modéré. Il effraya trop la famille, et on modéra si bien l'exercice, que le jeune homme fnt condamné à un repos, dont d'ailleurs il souffrait assez peu en raison de goûts studieux. Sa santé ne s'en arrangea pas aussi bien que son caractère.

Il s'anémia, pâlit, il eut des saignements de nez, etc. ; le tout était mis sur le compte de la maladie, et le repos était de plus en plus excessif. M'étant trouvé en vacances avec lui sur les grèves de Bretagne, il y a déjà plusieurs années, fort de ma conviction, fort aussi de ce que je voyais qu'un certain exercice lui était salutaire, j'osai l'entraîner un peu ; maintes fois, nous gravîmes les falaises ensemble, maintes fois, je le ramenai légèrement fatigué. Il s'en trouva très-bien. Il s'en trouva toujours très bien les années suivantes, car malheureusement le séjour des grandes villes, la préparation de concours difficiles, fit plusieurs fois perdre le bénéfice obtenu.

Le sujet a-t-il déjà ressenti quelques effets funestes de sa maladie, je dirai encore : redoublez de précautions, précautions contre la fatigue, et précautions contre le repos excessif. Faites encore prendre de l'exercice dans la limite que les forces permettent. Et je m'associe entièrement à la manière de voir de Sénac : « Ce n'est pas que toute action « soit pernicieuse; le repos peut avoir des suites non moins « dangereuses. Car dans la vie sédentaire, le sang *croupit*, « il *s'arrête* surtout dans le bas-ventre. Alors les viscères

« perdent leurs fonctions ; de là naissent des accidents qui « portent un nouveau trouble dans le cœur, ainsi la pro- « menade, un mouvement lent dans les voitures ou à « cheval sont des remèdes très utiles ; la précaution les « exige *dès que les malades peuvent les supporter*. »

Je voudrais finir sur des pensées à la fois si sages et si anciennes. Je croirais cependant ma tâche incomplète, si, après avoir parlé de l'éducation physique du cardiaque, je ne disais quelques mots de son éducation morale.

Fontenelle a dit : « Un bon estomac et un mauvais cœur font vivre jusqu'à cent ans. » Heureusement, il mourut un peu avant cet âge, en sorte qu'il est permis de croire qu'il avait bon cœur. Mais il n'est que trop vrai que le cœur physique est doublé d'un cœur moral, comme dit M. Peter. Les cardiaques d'enfance ont trop souvent le cœur moral aussi mauvais que le cœur physique. Il est de louables exceptions, et je ne voudrais offenser personne.

Mais on leur répète trop qu'il faut éviter les émotions, tous les mouvements passionnels ; que l'inquiétude leur sera funeste. Voilà peut-être de bons conseils pour les faire vivre jusqu'à cent ans s'ils ont un bon estomac. Mais surtout dans nos petites villes de province, où je vais avoir bientôt l'honneur d'exercer, le médecin est l'ami de son client, et ne doit jamais trahir son amitié ; ce serait la trahir que de lui défendre les plus nobles affections de la patrie et de la famille dans la crainte de palpitations ; que d'interdire à son cœur de battre aux saintes émotions de l'amour, de l'honneur et du devoir ; que de l'enfermer dans un égoïsme qui ne manquerait pas de le rendre malheureux alors qu'il n'était que malade, de le rendre méprisable, lorsqu'il n'était qu'à plaindre. Et s'il faut chez lui supprimer des émotions, qu'il supprime toutes les émotions personnelles, toutes les préoccupations égoïstes qui énervent et fatiguent sans ennoblir. S'il doit modérer les battements de son cœur, qu'il ne batte que pour Dieu, l'honneur, la patrie et la famille.

SECONDE PARTIE

DE QUELQUES TROUBLES MÉCANIQUES DE LA CIRCULATION DU SANG DANS LA COMPRESSION DES VAISSEAUX

Le 19 février 1878, entrait dans le service de M. Bucquoy un malade dont on lira l'observation (observation IX) atteint d'une cirrhose, avec une ascite considérable. La ponction fut pratiquée le 5 mars. J'avais pris son tracé sphygmographique quelques jours avant l'opération, je le repris le surlendemain, et je fus frappé de différences considérables entre les deux tracés (Voir les tracés 2, 3 et suivants). Ces différences portaient sur la forme, et principalement sur le nombre des pulsations.

La forme présentant des caractères très inconstants ne doit pas nous arrêter.

Le fait capital, inattendu, ce fut un ralentissement du pouls, très évident en comparant les tracés 2 et 3. J'ai depuis retrouvé ce ralentissement; je l'ai observé cinq fois sur six cas, mais jamais il n'a été aussi marqué; c'est sans doute à cause de son *exagération* que ce fait m'a frappé.

Il me surprit beaucoup en effet : je ne pouvais expliquer la fréquence du pouls dans le tracé fig. 2 par l'émotion de l'opération, le pouls fut pris plusieurs jours avant la ponction. Je ne pouvais invoquer que la fatigue, l'affaissement général des forces produit par l'ascite considérable, et cette explication me semblait vague ; ou bien je devais invoquer la compression des vaisseaux de l'abdomen par le liquide ; mais ce résultat de la compression me semblait impossible, M. Marey ayant démontré que la compression *artérielle* ralentit le pouls ; que le pouls se relève lorsqu'on cesse la compression, tandis que dans ce cas, le contraire s'était présenté. Enfin je n'étais pas loin de voir là un fait bizarre, une anomalie inexpliquée.

Par un hasard fâcheux je dus attendre jusqu'à la fin de juillet (observation XII) pour saisir l'occasion d'examiner avant et après la ponction, le pouls d'un malade atteint d'ascite. Le résultat fut moins frappant que dans le premier cas : je ne l'aurais sans doute pas remarqué si mon attention n'eût été éveillée. Il confirmait cependant ce que j'avais déjà vu. En prenant au compas, la même longueur sur les tracés recueillis la veille et le lendemain de la ponction, on trouve 9 pulsations dans le premier cas, 8 1/3 dans le second ; et les jours suivants le liquide s'étant reproduit, le pouls augmenta de fréquence.

Dès lors, en même temps que je cherchais à vérifier le fait cliniquement, ce que j'eus l'occasion de faire dans le cours de l'année sur deux autres malades (observation X et XIII) (1) je voulus me rendre compte *expérimentalement*

1. Je signalerai encore l'observation XXXIII de la 3me édition française du *Traité des maladies du foie* de Freirichs. C'est la seule d'ailleurs où l'état du pouls soit indiqué avant et après la ponction. 22 avril 1858, 84 pulsations par minute. 30 avril, 100 pulsatio . . e 8

des conditions mécaniques du phénomène et de l'interprétation physiologique qu'il convenait de lui donner.

M. Marey a indiqué un ralentissement du pouls lorsqu'on comprime une *artère*, une accélération lorsqu'on supprime la compression. Mais dans le cas que j'étudiais, la compression portait sur *tous* les vaisseaux de l'abdomen, artères et *veines*. Et je ferai remarquer que l'ascite comprime bien moins l'artère, qui échappe à la pression en raison de sa résistance et de la forte impulsion du sang, que la veine molle et dépressible.

Je résolus de m'assurer si en me plaçant artificiellement dans de semblables conditions, c'est-à-dire en comprimant simultanément tous les vaisseaux d'un ou deux segments de membre, j'obtiendrais un ralentissement comme en comprimant l'artère seule, ou une accélération, comme dans le cas d'ascite.

Le résultat de l'ascite en comprimant les vaisseaux étant d'empêcher l'afflux du sang au-dessous de la compression, j'instituai l'expérience de deux façons.

1° *D'une façon indirecte.* — J'empêchai l'afflux du sang sur un ou plusieurs segments de membre par l'élévation, qui est quelquefois considérée comme donnant des résultats semblables à ceux de la ligature.

mai, la ponction est pratiquée et évacue 5 livres d'un liquide clair. Le 6 mai, 90 pulsations. L'écoulement continue par la plaie. Le 8 mai, 81 pulsations. A partir du 15, le ventre est douloureux et se remplit de nouveau de liquide. Le 16, le pouls est revenu à 100 pulsations. Le 17—96, le 19—100. Le ventre est très ballonné. Vomissements. Mort le 20 au matin.

2° *D'une façon directe.* — J'appliquai des ligatures serrées sur les deux cuisses ou sur une seule.

Voici les résultats que j'obtins :

Première série d'expériences. — Avant le repas. 3 août 1878.

A. — *Élévation des deux bras.*

Au repos.	17	pulsations	en 15	secondes
Élévation des deux bras	19	—	— 15	—

Cette expérience est répétée deux fois avec le même résultat.

B. — *Élévation simultanée des bras et des jambes.*

J'étais assis bas les jambes sur une table élevée	40	pulsations	en 30	secondes

Deuxième série d'expériences. — Après le repas, 4 *août* 1878.

Repos	42	pulsations	en 30	secondes
Élévation des bras	45	—	30	—
Repos	39	—	30	—
Élévation des bras	45	—	30	—

Troisième série d'expériences. — Ligature serrée des deux cuisses. 4 *août* 1878.

Avant la ligature	36	pulsations	en 30	secondes
Pendant que la ligature est appliq.	40	—	30	—
Je retire la ligature et je prends un peu de repos.	35	—	30	—
Pendant que la ligature est appliq.	39	—	30	—

L'expérience est répétée une troisième, une quatrième et une cinquième fois. Les résultats restent dans le même sens, mais sont de moins en moins sensibles, soit à cause de la fatigue, soit parce que les vaisseaux comprimés reprennent lentement leur calibre.

Je viens de répéter ces expériences :

Expériences du 10 mars 1881, 4 heures de l'après midi. — Le repas a été fini vers une heure ; je suis à écrire depuis plus de 2 heures, l'esprit un peu tendu.

Première série d'expériences.

Repos	25	pulsations en	15	secondes
Élévation des bras.	27 à 28	—	15	—
Élévation des bras et des jambes.	28 à 29	—	15	—
Repos	25 à 26	—	15	—

Deuxième série d'expériences.

Faite immédiatement après la première.

Ligature des deux cuisses. . .	29	pulsations en	15	secondes
— —	27 à 28	—	15	—

Je constate de plus que le pouls est petit et un peu irrégulier, j'ai retrouvé quelquefois 30 pulsations au 1/4 de minute mais quelquefois aussi le pouls retombait à 26. Le pouls semble se ralentir quand la compression dure depuis longtemps. On enlève la ligature, 25 à 26 pulsations en 15 secondes. Le pouls est fort, ample et régulier.

En appliquant le sphygmographe en faisant la compression soit sur moi-même, soit sur des malades (je me servais de bandes nouées fortement, en sorte que cela était absolument inoffensif) j'ai obtenu exactement le même résultat.

Dans les expériences du 6 août, faites sur moi-même, étant couché, à 10 heures 1/2 du soir, la même longueur de tracé contient neuf pulsations avant la compression, elle en contient tout près de 10 pendant que la ligature est appliquée.

Le 11 août, dans des expériences également faites sur moi, dans le premier tracé, compression forte, on trouve 7 pulsations pour une longueur qui correspond à peine à 6 pulsations 1/2, la compression étant *faible.*

On voit encore des résultats identiques dans les expériences faites sur des malades à l'hôpital Cochin le 14 août et dans le mois de novembre de la même année.

Enfin je répète les expériences sphygmographiques le 10 et le 11 mars 1881, le 10 en comprimant les deux cuisses par une ligature, le 11 en élevant les membres inférieurs, les résultats sont encore très-nets.

(*Voir les tracés à la fin de ce travail*).

Des résultats obtenus : 1° avant et après la ponction de l'ascite ; 2° avant et pendant l'élévation des membres ; 3° avant et pendant l'application de ligatures sur les cuisses, je conclus que toute cause qui en entravant la circulation dans un segment du corps rétrécit l'arbre circulatoire, accélère la circulation du sang.

Quelle interprétation donner de ce phénomène ? Je crois en premier lieu devoir éliminer la fatigue qui est nulle dans mes expériences, surtout lorsque je les ai faites sur des malades. Plusieurs fois, en élevant les bras, j'ai eu soin de les appuyer, pour ne pas me fatiguer. Le résultat n'a pas été sensiblement modifié.

Je me suis rappelé d'abord que, dans la série animale,

le nombre des pulsations est en raison inverse du volume de l'animal. En empêchant ou diminuant l'abord du sang dans une partie du corps, nous faisons en quelque sorte un plus petit animal. J'ai peu de goût pour la philosophie transcendante, et j'ai cherché une explication plus mécanique.

Il est évident que la compression portant sur l'artère et la veine ne fait point baisser la tension sanguine. Je n'ai pas pu m'assurer d'une façon absolue de l'ascension de la *ligne d'ensemble*, après la ligature appliquée aux cuisses. L'instrument se déplaçait toujours un peu, ou au moins la vis du levier se dérangeait. Mais de la *forme* des tracés, dans les expériences du 14 août, de novembre 1878 et des 10 et 11 mars 1881, il résulte que, après la ligature l'ascension est moins brusque, le sommet moins aigu, la pulsation moins haute, c'est-à-dire que la pression artérielle est augmentée.

Ce fait est-il donc en opposition avec la loi de Marey : « toute cause d'augmentation de *travail* du cœur diminue le nombre des pulsations » ? Je ne l'ai pas cru un seul instant.

Deux vérités ne sont jamais contraires l'une à l'autre.

Je me suis demandé dès lors si le travail du cœur était réellement augmenté par la pression des vaisseaux, par l'élévation des membres, en un mot, par le rétrécissement de l'arbre circulatoire.

Quel doit être le résultat de ces obstacles, au point de vue de l'hydraulique du sang ? La pression, nous l'avons démontré directement, est accrue dans l'artère en raison de l'obstacle. Dès lors, les veines et les capillaires en aval reçoivent moins de sang. Une quantité de sang plus considérable se porte par les anastomoses, dans les capillaires et les veines situées entre le cœur et l'obstacle, sans pouvoir refluer dans les veines au-dessous de la ligature, puisqu'elles sont elles-mêmes comprimées. Il existe donc une vacuité de tous les vaisseaux en aval de la ligature ou du point élevé, une réplétion entre la ligature et le cœur, et dans ces points la pression est accrue non-seulement dans les artères, mais aussi dans les capillaires et les veines.

J'ajouterai que les veines doivent ressentir plus que les artères l'effet de cette augmentation de pression. D'une part, en effet, les artères résistent par leur tension toujours considérable, et par la consistance de leurs parois. Les veines, au contraire, sont des réservoirs *dilatables*, où s'accumule en quelque sorte, le trop plein de la circulation. D'autre part, le sang doit parcourir un trajet plus court. Il doit traverser un moins grand nombre de capillaires, puisque tout un segment de membre est pour ainsi dire retranché. Le sang perd donc moins de sa pression et de sa vitesse initiale. Il y a moins de perte de forces, et la tension tend à s'égaliser dans tout l'arbre vasculaire.

Ces conditions amènent une diminution du travail du cœur pour deux raisons :

1° Le cœur n'ayant à faire parcourir au sang qu'un plus petit trajet, a évidemment moins de force à développer.

Ce résultat compense au moins en partie la résistance due à l'augmentation de pression sanguine. Il la compense d'autant plus facilement que (si ce n'est dans le cas où l'on élève les membres), l'obstacle ne refoule pas le sang vers la périphérie. Il en ralentit seulement le cours dans un segment de membre ; mais enfin ce segment n'est pas en état d'ischémie notable, et la *pléthore* de la partie centrale reste modérée.

2° Le rôle du cœur est de faire passer le sang des veines dans les artères. L'écoulement se faisant du lieu où la pression est la moins forte vers celui où elle est plus considérable, le travail du cœur à chaque systole consiste à élever la pression veineuse au degré de la pression forte (systolique) des artères. Ainsi, *plus la différence entre la pression artérielle et veineuse sera grande, plus le travail du cœur à chaque systole sera considérable.* Il est bien évident en effet, que si, par impossible, la pression veineuse était supérieure à la pression artérielle, l'écoulement se ferait spontanément, et le travail du cœur serait = 0.

Or, nous avons vu que dans le cas actuel, la pression veineuse s'est élevée plus que la pression artérielle. La différence a donc diminué, et avec elle le travail systolique du cœur. En vertu du principe d'égalité de travail dans un temps donné, les pulsations devront s'accélérer.

Cela nous rend compte de l'augmentation du nombre des pulsations dans les cas que nous venons d'examiner, et nous amène à une application nouvelle et imprévue de la loi de M. Marey : le nombre des pulsations varie dans le même sens que les tensions veineuses, toutes choses égales d'ailleurs du côté de la pression artérielle et de l'innervation du cœur. D'une façon plus générale, il varie en sens inverse de la différence entre la tension artérielle et veineuse.

Voilà, croyons-nous, le résultat le plus intéressant de la seconde partie de notre travail, Puisse-t-il apporter une nouvelle confirmation à la loi de constance du travail du cœur, loi qui demeurera toujours exacte et féconde en applications, en dépit des objections qu'on lui a adressées à l'étranger.

M. Blot, il y a bientôt dix-huit ans (1) a fait voir que l'accouchement amenait un ralentissement considérable du pouls, qui tombe quelquefois à 44 ou 50 pulsations par minute. M. Hemey a confirmé ce résultat (2). Ces auteurs ont considéré le phénomène comme reconnaissant pour cause le rétrécissement de l'arbre circulatoire par suite de « la suppression presque complète et assez brusque « de l'active et abondante circulation qui s'effectue dans « les parois utérines pendant la grossesse. »

Certes en considérant avec M. Hemey : 1° que le ralentissement s'observe après la mort du fœtus même lorsqu'il n'est pas encore expulsé ; 2° que lorsque le fœtus est mort depuis huit ou dix jours, son expulsion n'est pas suivie ordinairement d'un semblable ralentissement, on ne peut s'empêcher de regarder cette explication comme plausible dans bien des cas.

Je ferai remarquer cependant que les tracés reproduits dans le livre de M. Lorain (3) ne correspondent guère à une forte tension artérielle. On voit, en effet, une ascension rapide et un pouls très ample. Je sais que la lenteur accroît l'amplitude. Je ne serais pas étonné, néan-

1. Blot. *Du ralentissement du pouls daus l'état puerpéral* (*Bulletin de l'Académie de médecine*, 28 juillet 1863).

2. Hemey. Recherches sur le pouls pendant les quinze jours qui précèdent ou qui suivent l'accouchement. *Archives de médecine*, août 1868, page 154.

3. Lorain, *Étude de médecine clinique. Le pouls*, p. 190 et suiv.

moins, que dans beaucoup de cas on doive expliquer le ralentissement par la décompression des vaisseaux abdominaux, comme après la ponction de l'ascite.

Mais je n'ai aucune observation personnelle à ce sujet.

Nous devons, en finissant, dire quelques mots d'un autre symptôme qui a été noté dans les observations IX, X et XI : un souffle systolique dans la région de la pointe du cœur. Ce symptôme n'est pas constant. Tandis que, comme nous l'avons dit, le ralentissement du pouls n'a manqué qu'une fois sur 6 cas examinés à ce point de vue, le souffle systolique n'est noté que 3 fois dans les observations que nous citons. Il a existé aussi dans un autrecas que nous n'avons point cru nécessaire de rapporter, parce que le pouls ne fut pas examiné après la ponction.

Je le trouve noté dans la XLIe observation de Frerichs. Mais dans ce cas il existait un ictère intense, ce qui diminue la valeur du souffle cardiaque. Enfin, il manque dans mes deux dernières observations. Il a aussi manqué chez le malade dont j'ai parlé et qui ne présenta point de ralentissement du pouls après la ponction.

Ce souffle a présenté des caractères variables. Dans les observations IX et X nous l'avons noté à la pointe, et dans l'observation IX ce lieu maximum fut aussi celui qu'indiqua M. Bucquoy. A cette époque, il est vrai, j'avoue que je ne connaissais que vaguement les travaux dont M. Potain donna un court résumé dans le courant de la même année, au Congrès scientifique de Paris (1). Peutê-tre dans l'ob-

1. Potain. Note sur un point de la pathogénie des dilatations cardiaques gastro-hépatiques. Congrès pour l'avancement des sciences, 1878).

servation X, puis-je me demander si le maximum du bruit anormal n'était pas, comme dans les cas de M. Potain, à l'orifice tricuspidien. C'est ce dernier siège que j'ai noté chez la femme qui fait l'objet de l'observation XI.

Enfin dans l'observation IX, ce bruit anormal a présenté un caractère spécial, que je n'ai point retrouvé depuis ; il a disparu après l'évacuation du liquide. Quinze jours après, alors que l'épanchement se reproduisait, le souffle était remplacé par un dédoublement très marqué du deuxième temps. Vingt jours après, on notait un souffle à la base, et à la sortie du malade le souffle mitral avait reparu.

Ce souffle, dans les cas observés, ne peut s'expliquer comme dans les cas de M. Gangolphe (1) par un ictère qui n'existait pas en général. Je crois donc qu'il doit être rapporté à une dilatation passive du cœur, produite par l'augmentation de tension dans l'arbre vasculaire. L'augmentation de tension dans les artères amène la dilatation du cœur gauche et l'insuffisance mitrale par distension des cordages tendineux, notée dans l'observation IX. L'augmentation de la tension veineuse peut de même dilater le cœur droit et amener l'insuffisance tricuspidienne évidente dans l'observation XI.

Après l'évacuation du liquide, les vaisseaux ne sont plus comprimés ; aucun obstacle n'existe plus à la circulation artérielle ; on comprend donc que le ventricule gauche revienne sur lui-même, et que l'insuffisance mitrale disparaisse.

1. Gangolphe. *Bruit de souffle mitral dans l'ictère. Thèse de doctorat*, 1875.

Puis le liquide se reproduisant, la pression sanguine s'élève de nouveau — elle s'élève surtout dans la petite circulation — la tension dans l'artère pulmonaire devient considérable. Ce qui explique le dédoublement du second bruit qui remplace le souffle (Observation IX).

Dans d'autres cas, il semble que le cœur distendu ne reprenne pas son volume après la ponction. Le souffle a persisté dans les observations X et XI. Enfin je ferai remarquer que chez la malade qui fait l'objet de cette dernière observation, le souffle s'est déplacé. Avant la ponction, il occupe indistinctement toute la région inférieure du cœur ; après la ponction, il est franchement tricuspidien. Sa limite cesse d'être nette, lorsque le liquide s'est reproduit.

Ceci nous confirme dans cette manière de voir ; le cœur gauche reprend son volume primitif aussitôt que l'obstacle à la circulation n'existe plus. Le cœur droit, moins résistant, reste dilaté, même après qu'on a supprimé la cause de cette dilatation.

CONCLUSIONS

1. — Les lésions aortiques peuvent, dans quelques cas très rares, amener une insuffisance mitrale secondaire. L'insuffisance mitrale amène souvent une insuffisance tricuspidienne secondaire.

2. — La tension veineuse n'est pas accrue d'une façon générale par le fait d'une maladie de cœur. La dilatation passive du cœur, les lésions aortiques, lorsqu'elles sont isolées, font *baisser* la tension dans les veines.

3. — Les lésions mitrales accroissent la tension dans la petite circulation. Elles n'accroissent la tension dans les veines que si elles se compliquent d'insuffisance tricuspidienne.

4. — Cette complication est fréquente, sans être constante, comme on l'a quelquefois affirmé.

5. — Toutes les maladies du cœur ralentissent la circulation du sang. Elles en diminuent la vitesse quantitative et la vitesse moléculaire, au moins au niveau des capillaires.

6. — Les anévrysmes de l'aorte sont sans action directe sur la pression et la vitesse du sang dans l'arbre circulatoire. Leur présence tendrait même à diminuer le travail du cœur. Les désordres qu'ils occasionnent proviennent donc toujours des lésions concomitantes du côté du cœur et de la paroi des vaisseaux.

7. — Les athéromes généralisés et l'asthénie vasculaire amènent soit indirectement, soit directement, un ralentisse-

ment de la vitesse du sang. Ils sont presque sans action sur la pression.

8. — Les symptômes asystoliques, spécialement l'œdème, sont dus à deux causes : *a*. A l'augmentation de pression lorsqu'il existe une lésion tricuspidienne. *b*. Au ralentissement du cours du sang dans les autres cas. Ces deux causes se trouvent réunies dans les anasarques considérables.

9. — Le ralentissement moléculaire du cours du sang est une cause active et fréquente d'œdèmes. Il agit en diminuant la *résorption* interstitielle, en faisant prédominer l'exosmose sur l'endosmose. L'accélération du courant est au contraire une cause de résorption des épanchements. Ces faits trouvent des applications en physiologie, en pathologie et en thérapeutique.

10. — C'est en partie en facilitant le cours du sang, que le nitrate de potasse et la digitale activent la résorption des épanchements.

11. — Un exercice modéré, en activant le cours du sang et en favorisant l'hypertrophie compensatrice, est utile dans l'hygiène des maladies du cœur qui ne sont pas arrivées à la période asystolique.

12. — L'ascite, la compression des vaisseaux de tout un segment du corps, l'élévation des membres, en un mot tout ce qui retranche une partie du corps à la circulation du sang, amènent une accélération du pouls ; il se produit un ralentissement après l'évacuation du liquide de l'ascite, après que l'on enlève la compression ou que l'on fait cesser l'élévation.

13. — Cette accélération du pouls est produite par une diminution du travail systolique du cœur, due : 1° au

chemin moins considérable que le cœur doit faire parcourir au sang; 2° à l'augmentation de tension, plus considérable dans les veines que les artères, parce que les premières se laissent distendre. Le travail du cœur consistant, en effet, à élever la pression veineuse au niveau de la pression artérielle, est d'autant moins considérable que la différence entre les deux termes est moins grande.

14. — Le travail systolique du cœur est proportionnel à la différence entre la tension artérielle et la tension veineuse.

15. — On observe souvent dans l'ascite un souffle systolique *vers* la pointe du cœur. Ce souffle disparaît quelquefois après l'évacuation du liquide. Il est dû, ainsi qu'un dédoublement du deuxième temps avec lequel il peut alterner, à une dilatation passive du cœur consécutive à l'augmentation de pression dans les vaisseaux.

OBSERVATIONS (1)

Observation I (Autopsie).

Hôpital Cochin. Service de M. Bucquoy. Salle Saint-Philippe, n° 3.

Le 25 décembre 1877 le nommé X..., entra à l'hôpital Cochin dans un état de dyspnée épouvantable. A la visite du 26, sa respiration était anxieuse et accélérée. La face était cyanosée, les battements du cœur énergiques. Mais les bruits de la respiration empêchaient de percevoir les bruits du cœur ; pas de pouls veineux ni de battements hépatiques. Le malade, dans un état voisin du coma, ne donnait aucun renseignement. Il présentait de l'anasarque ; l'œdème des jambes était considérable. Il succomba dans la journée.

Autopsie. — Faite le 28 décembre. État du cœur : le cœur est augmenté de volume, chargé de graisse ; les fibres charnues du cœur sont un peu pâles et jaunes, et paraissent atteintes par la dégénérescence graisseuse.

La valvule aortique est seule malade. L'une des valves, couverte de concrétions crétacées, est dure, cartilagineuse et irrégulière. Une seconde valve présente des lésions de date plus récente probablement. Elle est recouverte de végétations molles, fongueuses, blanchâtres, se réduisant en pulpe sous la pression des doigts. Il existe une petite bandelette flottante, allongée, adhérente seulement par un point à la circonférence de l'orifice aortique. La troisième valve est presque saine.

La valvule mitrale est *saine*, mais l'orifice auriculo-ventriculaire est dilaté ; on y passe facilement trois doigts. *Le cœur droit est sain.*

1. Toutes ces observations sont personnelles ou ont été suivies par moi à l'exception de l'observation VI qui m'a été communiquée par mon excellent ami Jules Codet, externe des hôpitaux.

Les reins ne présentent qu'une légère congestion. Le foie est irrégulièrement congestionné, et graisseux dans quelques points.

Observation II

Madame X... d'environ 50 ans, maigre et nerveuse, n'a jamais eu une bonne santé. Sa mère, son oncle, son grand-père ont été sujets à des toux extrêmement violentes, ce qui du reste ne les a pas empêchés d'arriver à un âge avancé. Ses enfants sont d'une assez bonne santé.

Madame X... est sujette à des quintes de toux très violentes et très pénibles depuis plus de vingt ans.

Elle a été envoyée aux eaux des Pyrénées, il y a vingt ans, pour sa toux. Mais depuis elle a continué à tousser, surtout le soir et le matin. Les accès de toux étaient assez violents pour amener des vomissements presque quotidiens.

Du reste, elle n'a jamais craché. Il ne semble pas que les médecins aient trouvé de la bronchite proprement dite. On a craint peut-être la tuberculose, au moment où on l'envoya dans le midi. Il ne semble pas que ces craintes aient été fondées. En tout cas la suite a complètement rassuré sur ce point.

Depuis trois ans, Madame X., sans tousser beaucoup plus qu'autrefois, s'est trouvée infiniment plus gênée de sa toux. L'oppression est devenue considérable, surtout après les repas qui se font sans aucun appétit. Mme X.. a perdu des forces.

Enfin elle a eu à plusieurs reprises de l'œdème des pieds et des mains.

A l'examen de Mme X. j'ai trouvé comme les médecins qu'elle a vus : 1° un emphysème pulmonaire extrêmement marqué. La sonorité est *infantile*, le bruit respiratoire est à peu près nul. Il n'existe aucun bruit anormal, pas de râles, pas de signes de bronchite.

La percussion du cœur ne donne pas de résultats précis en raison de l'emphysème. L'auscultation fait percevoir des bruits du cœur très-faibles, sans aucun bruit anormal. Le pouls est très petit et très mou (voir le tracé n° 1). Il a de tout temps été plus faibe à droite qu'à gauche.

Depuis trois ans je revois de temps en temps Mme X. Les symptômes restent exactement les mêmes.

Il y a donc une dilatation passive du cœur, *sans lésion valvulaire*, consécutive aux troubles thoraciques et aggravée par la paresse de l'estomac.

La malade s'est trouvée très bien en 1879 du régime lacté exclusif continué pendant trois mois (septembre, octobre, novembre), l'oppression avait cédé. L'œdème avait entièrement disparu.

Le bénéfice malheureusement n'a été que temporaire. Cet hiver l'oppression et l'œdème se sont montrés de nouveau. Mme X. s'est remise presque d'elle-même au régime du lait depuis cinq ou six jours. Elle a éprouvé déjà de l'amélioration.

Observation III (Autopsie).

Recueillie dans le service où j'étais externe. — Par M. Baratoux, élève stagiaire du service.

Hôpital Cochin, service de M. Bucquoy. Salle Saint-Jean, lit n° 25.

Anne Balzé, âgée de 54 ans, blanchisseuse. La mère de madame Balzé est morte à l'âge de 54 ans, et avec les jambes enflées.

La malade a joui dans son enfance et sa jeunesse d'une très bonne santé. Elle n'a jamais eu ni rhumatisme, ni danse de Saint-Guy, ni scarlatine.

Mariée à 34 ans elle a eu trois enfants. Les accouchements ont été normaux.

En 1850, elle fit un séjour de trois mois à l'Hôtel-Dieu. Elle avait des étourdissements. Une fois même elle tomba sans connaissance. Elle n'accusait pas alors de palpitations.

Ce n'est qu'au moment de la ménopause, c'est-à-dire il y a environ sept à huit ans, qu'elle ressentit des palpitations et de la dyspnée, dès qu'elle avait pris un exercice un peu violent. Puis elle remarqua un peu d'œdème autour des malléoles. L'œdème envahit bientôt les membres inférieurs dans toute leur étendue. C'est alors que la malade fit un premier séjour à l'hôpital Cochin (du 23 janvier au 23 ou 24 mars 1873).

Depuis cette époque, l'œdème ne s'est pas reproduit, si ce n'est très peu abondant, autour des malléoles. Mais les palpitations et la dyspnée croissantes l'ont forcée plusieurs fois à prendre du repos.

C'est pour ces symptômes, qui deviennent très pénibles après le moindre effort, que la malade entre de nouveau à l'hôpital, le 30 avril 1878.

L'œdème est limité aux malléoles. Il y a quelques râles de congestion à la base des deux poumons.

La pointe du cœur bat dans le cinquième espace intercostal. Il n'y a pas de souffle, mais il existe un dédoublement très net du premier temps à la pointe. Les battements sont faibles, sourds et irréguliers. Le pouls est petit et inégal.

Pas d'albuminurie.

Le repos améliora l'état de la malade.

Elle se levait et marchait dans les jardins.

Le 7 mai. — A sept heures du matin en descendant de son lit, la malade poussa un cri et tomba sans connaissance. Elle fut prise de mouvements convulsifs épileptiformes qui se répétèrent trois ou quatre fois.

A la visite, la malade est trouvée dans le coma, face congestionnée, tête dans la rotation à gauche. Pas de déviation de la face, contracture des membres, qni n'ont pas perdu toute sensibilité, et se retirent quand on les pique. Il n'y a pas de différence de sensibilité entre les deux côtés du corps.

Les battements du cœur sont énergiques.

Sur les ordres de M. Bucquoy une saignée de 500 gr. fut immédiatement pratiquée. Le sang sortit en un jet très fort.

La contracture fut un peu diminuée, mais la malade resta dans le coma jusqu'à sa mort, qui arriva le même jour à six heures du soir.

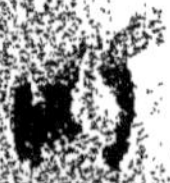

Autopsie. — Symphyse cardiaque généralisée. Le cœur est d'un petit volume.

Les cavités droites sont *saines*.

Athérome de l'aorte ascendante, plaques d'athéromes autour des valvules sygmoïdes. Mais celles-ci sont saines ainsi que l'orifice aortique.

Les deux valves de la valvulve mitrale sont accolées en entonnoir dont l'orifice ventriculaire est limité par un rebord dur, inextensible, lassant passer la pulpe du pouce.

Les poumons sont congestionnés, ainsi que le foie et la rate.

Le rein droit est atrophié.

L'estomac présente un piqueté hémorrhagique.

Les *méninges* sont congestionnées, adhérentes vers l'extrémité supérieure du sillon de Rolando. La substance cérébrale est un peu molle.

Rien dans l'hémisphère gauche.

Dans l'hémisphère droit, au niveau de la deuxième circonvolution frontale, on trouve un foyer hémorrhagique, elliptique, de la grosseur d'une amande, creusé dans l'épaisseur de la substance blanche, arrivant jusqu'à la surface externe du cerveau et communiquant vraisemblablement avec la grande cavité sous-arachnoïdienne.

La capsule externe, très voisine du foyer, est respectée.

Dans le lobe droit du cervelet, existe un second foyer hémorrhagique du volume du précédent, et arrivant comme lui à la surface externe.

Enfin, il existe un troisième foyer, gros comme une noisette, dans la moitié latérale gauche de la protubérance et envahissant un peu le côté droit.

Ces trois foyers semblent contemporains.

Observation IV

Hôpital Necker, service de M. Potain, salle Saint-Luc, nº 23.

Chartrain, 63 ans, journalier. Entré à l'hôpital le 8 avril 1880.

Il souffrait depuis onze ans d'une affection du cœur, caractérisée par quelques palpitations et surtout par des crises d'oppression et d'étouffement après les fatigues; il n'a pas eu de douleur en barre ni de douleur rétrosternale.

Il n'a jamais eu de rhumatisme aigu, mais seulement quelques douleurs rhumatoïdes, dans la continuité des membres, dans les lombes, dans la colonne vertébrale.

Il eut cette hiver deux bronchites, c'est la seconde qui l'amène à l'hôpital. Depuis le commencement de mars, il a les jambes et les pieds enflés. Nous constatons cet œdème, ainsi limité, à l'entrée du malade à l'hôpital.

Les battements du cœur sont réguliers et d'une fréquence modérée. Pas de voussure précordiale. La pointe bat dans le sixième espace intercostal, et tous les espaces sont très larges, la pointe bat en réalité très bas, six centimètres au-dessous du mamelon. A droite et à gauche, la ligne de matité ne dépasse guère les limites ordinaires.

Il existe un souffle aux deux temps. Souffle au premier temps et à la base, maximum dans le deuxième espace intercostal droit. Souffle au deuxième temps aspiratif, plus intense, se propageant le long du bord gauche du sternum.

Le double souffle se continue dans les vaisseaux du cou et de la cuisse.

Le pouls radial présente les caractères du pouls de Corrigan, les artères ne paraissent pas athéromateuses.

M. Potain crut donc qu'il existait une double lésion aortique, sans altération de la valvule mitrale.

Traitement. — Julep au quinquina et repos pendant toute la maladie.

Au bout d'une dizaine de jours, l'oppression s'est calmée et l'œdème a entièrement disparu.

Observation V (1).

Hôpital Necker. Service de M. Potain. Salle Saint-Luc, lit n° 10.

Lenoble, Joseph, 66 ans, ferblantier. Entré à l'hôpital le 4 décembre 1880.

Il est malade depuis plus de trente-cinq ans. Lenoble a eu des attaques de rhumatismes. Dans le début, la maladie se bornait à des accès d'oppression, à un *asthme* bien décrit par le malade. Pris de suffocation brusquement, et surtout au milieu de la nuit, il était obligé de se précipiter à bas du lit pour se jeter à la fenêtre.

Du reste, il n'y avait aucun symptôme cardiaque, pas de douleur retro-sternale ; ces accès se répétaient deux ou trois fois l'an ; et dans l'intervalle la santé était parfaite.

Depuis cinq ou six ans les caractères de la maladie se sont un peu modifiés ; les accès sont devenus plus fréquents ; et dans leur intervalle, le malade souffrait d'une dyspnée persistante.

Enfin, depuis dix-huit mois, l'état du malade est le suivant :

Dyspnée persistante, respiration anxieuse, accès d'asthme répétés plusieurs fois la semaine et aussi violents qu'au début. Dans un de ces accès le malade fut saigné.

Entré il y a environ dix-huit mois dans le service de M. Bucquoy, il avait, outre les symptômes précédents, un œdème considérabbe des membres inférieurs. Sous l'influence du régime lacté, l'œdème disparut, la dyspnée se calma.

Aujourd'hui : orthopnée persistante ; impossibilité de rester au lit. Respiration rapide et bruyante ; crachats peu abondants, muqueux et aérés ; pas de signes stéthoscopiques de bronchite. Le murmure vésiculaire est faible, accompagné de quelques râles d'œdème, la sonorité

1. Prise par moi jusqu'au 1er janvier, cette observation a été complétée d'après les renseignements que m'a communiqués M. Rabieu, stagiaire du service.

est exagérée. Œdème des membres inférieurs, gonflement du scrotum ; léger gonflement du ventre, le lobe gauche du foie est peu augmenté de volume.

La face est pâle, *aortique*.

La zône de matité du cœur est considérable. La pointe bat dans le septième espace intercostal, mais n'est pas déviée à gauche. Le bord droit du cœur dépasse de quatre centimètres la ligne médiane.

Au niveau de la crosse de l'aorte, on trouve une matité étendue, sans tumeur ni frémissement.

L'auscultation du cœur révèle : 1° Une absence de lésion mitrale ; 2° un souffle au deuxième temps, diastolique, aspiratif, ayant son maximum au niveau de l'orifice aortique.

Le pouls de Corrigan est assez marqué lorsqu'on lève le bras du malade. Faux pouls veineux.

Il existe donc : 1° Une insuffisance aortique ; 2° une dilatation non anévrysmale de la crosse de l'aorte ; 3° une dilatation passive du cœur droit, une insuffisance tricuspidienne, et consécutive à la dyspnée.

Traitement. — Régime lacté.

Amélioration légère sous l'influence de ce traitement. Les urines augmentent rapidement à partir du 8 décembre. Mais le décubitus prolongé est toujours impossible. Cependant la dyspnée se modère ; la respiration moins bruyante permet de distinguer un second souffle rude et systolique à la base du cœur. Ce souffle est du reste inconstant, dans son timbre, son intensité et même son existence. A partir du 15, administration de 32 gouttes de teinture de digitale.

Sous l'influence de ce traitement, diminution rapide de l'œdème et de la dypsnée, le malade peut rester couché. Les urines sont abondantes.

A partir du 30 décembre, le malade, dort couché ; et circule dans la salle.

Le 12 *février*. — Le malade sort de l'hôpital très soulagé.

Nota. — A son entrée le malade présentait une albuminurie qui cessa en quelques jours sous l'influence du lait.

Observation VI

(Communiquée par M. Codet externe de M. Rendu)

Hôpital Tenon, service de M. Rendu, salle Gérando, lit n° 15.

Illioux Antoine, 67 ans, menuisier. Entre à l'hôpital le 17 octobre 1880, pour une dyspnée intense, avec des palpitations.

Les battements du cœur sont *faibles, irréguliers, sans aucun bruit anormal.*

Il y a quelques râles à la base des deux poumons ; la sonorité thoracique est exagérée. Le malade a donc une bronchite avec emphysème.

Enfin il existe un œdème assez considérable des membres inférieurs.

Traitement. — Vin de quinquina. Teinture de digitale et teinture d'eucalyptus.

Sous l'influence de ce traitement l'expectoration devint plus facile.

Le 9 novembre. — L'œdème des membres inférieurs a notablement diminué. La dyspnée est moins intense. Le pouls est encore petit, faible et irrégulier. Les battements du cœur présentent des caractères analogues. Il n'existe toujours aucun bruit anormal.

Sueurs profuses, qui cèdent à des pilules d'atropine.

Le 12. — Les battements sont plus forts, plus lents, encore un peu irréguliers.

L'oppression a bien diminué.

Le malade sort de l'hôpital le 4 décembre, son état est sensiblement meilleur. Les palpitations sont très peu sensibles, et l'oppression a disparu. L'état général est bon.

Observation VII

Hôpital Necker. — Service de M. Potain. — Salle Saint-Luc, n° 33.

Esselmont Charles, 60 ans, lithographe, entré le 30 décembre 1880. Ne présente pas d'antécédents héréditaires. Sa femme est morte de la poitrine, il y a trois ans.

Il y a un an, Esselmont a eu à plusieurs reprises des hémoptysies abondantes, il a rendu en toussant du sang rutilant et aéré. Il a maigri depuis ce temps.

Il se plaint d'une bronchite qui date de trois mois. A l'auscultation en effet on trouve des râles sous-crépitants disséminés et des signes d'emphysème, accusés par une sonorité exagérée et une respiration faible. Aux sommets la respiration est forte, sans souffle ni expiration prolongée.

La dyspnée est intense.

Outre sa bronchite, d'origine suspecte, le malade présente une grande dilatation cardiaque avec insuffisance tricuspidienne légère.

Le cœur offre une zône de matité de 17 centimètres sur 12, le foie est congestionné, et atteint une longueur de 16 centimètres 1/2 sur la ligne mamelonnaire, 14 centimètres sur la ligne médiane.

Pouls veineux vrai peu accusé.

Bruit de galop.

L'œdème des membres inférieurs est presque nul, et le malade n'y a pas fait attention.

Observation VIII (1)

Hôpital Necker. Service de M. Potain. Salle Saint-Luc, n° 5.

Mercieux Alexandre, 55 ans, charron. Entré le 18 décembre 1880. Mercieux est un homme de haute taille et paraissant d'une bonne constitution. Il ne se souvient que d'une seule maladie antérieure. Il y a dix-huit mois, il fut soigné dans le service de MM. Blachez et Millard pour une bronchite. La dyspnée était considérable ; l'œdème des extrémités inférieures très prononcé.

1. Comme l'observation V, cette observation a été suivie par moi jusqu'au 1er janvier, et je l'ai complétée d'après les renseignements que m'a communiqués M. Rabieu.

La maladie guérit ; Mercieux conserve cependant de l'oppression et des palpitations.

Dix-huit jours avant son entrée à l'hôpital, Mercieux ressentit des étourdissements, de violentes douleurs abdominales, des palpitations plus intenses. La dyspnée augmenta peu à peu. Il se montra un œdème peu considérable des extrémités inférieures.

A son entrée, le *cœur* présente un souffle systolique à la pointe se propageant dans l'aisselle. La pointe est abaissée. Léger souffle de rétrécissement aortique à la base. Dilatation du cœur droit. Œdème de la jambe gauche. Varice sans œdème de la jambe droite.

Matité, en arrière surtout, à la base du poumon droit, avec quelques râles fins disséminés. A gauche râles sibilants. Diminution générale du murmure respiratoire.

Matité du foie très étendue.

Sous l'influence du repos l'œdème disparut presque entièrement et la dyspnée se calma.

29 *décembre*. — Le malade présente des symptômes insolites. Son *oppression a diminué* et a été remplacée par une douleur abdominale. Pouls à 128 p. Au cœur, *souffle d'insuffisance tricuspide*. Pouls veineux vrai d'une faible intensité. Battements hépatiques.

30. — La douleur abdominale a augmenté. Les battements veineux sont bien sensibles, le foie descend très bas et revêt une forme globuleuse. *Dyspnée peu intense*, pas d'ascite. *A peine un peu d'œdème des membres inférieurs.*

31. — *La dyspnée est encore plus faible, pas d'œdème.*

L'état reste le même pendant les premiers jours de janvier. *La dyspnée et l'œdème sont très modérés.*

17. — Dyspnée et douleurs abdominales plus intenses. Souffle mitral bien accentué. Souffle tricuspidien, nettement séparé du précédent. Pouls veineux vrai et pouls hépatique. A droite, léger épanchement pleurétique se déplaçant en changeant la position du malade.

Vésicatoire volant sur la région précordiale.

18. — Souffle tricuspidien disparu ainsi que les battements veineux et hépatiques.

31. — Matité dans le tiers inférieur du poumon droit en arrière; diminution du murmure vésiculaire avec persistance des vibrations thoraciques. Pouls 116. Respiration 36. Le souffle tricuspidien qui existait la veille et les jours précédents ne se retrouve plus. Pas de pouls veineux ni hépatique.

2 *février*. — Souffle mitral moins intense. Pas de signes d'insuffisance tricuspide. Pas de suffocation, ni d'œdème.

3. — Le foie diminue de volume.

6. — A 8 heures du soir, 2 heures après le repas, qui a été pris avec peu d'appétit, le malade fut en proie à des douleurs gastriques, des nausées, des vomissements. Oppression intense et toux pendant toute la nuit. Souffle tricuspidien peu intense. Pas de battements hépatiques. Battements veineux.

7. — Mêmes phénomènes d'oppression débutant une heure après le repas du soir, et durant toute la nuit.

9. — Bruit de galop au niveau de l'épigastre, à gauche du sternum.

10, 12, etc. — Sous l'influence du repos et du régime lacté, l'oppression et le souffle tricuspidien disparaissent.

19. — Nouvel accès d'étouffement dans la nuit du 19 au 20. Souffle tricuspidien constaté le lendemain.

21. — Bruit de galop. Souffle tricuspidien. Pouls veineux. Régime lacté.

22. — Le pouls veineux et le souffle tricuspidien ont cessé. Foie mesurant 14 cent. sur la ligne mamelonnaire, 11 sur la ligne médiane.

5 *mars*. — Nouveau bruit de galop. Oppression. Matité dans la partie moyenne et inférieure du poumon droit. Gros râles ronflants dans toute cette étendue.

7. — A la partie inférieure de la fosse sous-épineuse droite, gros râles crépitants. Crachements rouges d'apoplexie pulmonaire. Pouls veineux sans souffle tricuspidien.

8. — Matité à partir de la partie moyenne de la fosse sous-épineuse droite. Absence complète de la respiration à la partie inférieure. A la

partie moyenne, râles crépitants assez gros. Pas de souffle tricuspidien ; bruits du cœur très sourds. Pouls 152.

10. — Application de huit ventouses scarifiées. Elles procurent du soulagement au malade.

12. — Teinte subictérique. Crachats teintés de rouge. Pas de râles, pas de souffle.

15. — Pas de râles. Mais le murmure vésiculaire a entièrement disparu à la base droite.

Les battements du cœur sont sourds ; il est difficile de percevoir des bruits anormaux. L'œdème et la congestion pulmonaire provoquent une dyspnée moins intense qu'on ne pourrait le supposer. L'œdème des extrémités inférieures est très modéré.

Tel est l'état du malade au moment où cet ouvrage est livré à l'impression. On voit que Mercieux a supporté du 29 décembre au 6 février une insuffisance tricuspidienne, sujette à disparaître et à reparaître, sans dyspnée intense, et presque sans œdème. Il y avait de la douleur abdominale hépatique plutôt que de l'oppression. Du 6 février au 5 mars, l'oppression ne survient qu'à la suite de digestions pénibles et disparaît par le repos et le régime lacté. Ce n'est qu'à partir du 5 mars qu'une dyspnée grave se manifeste par suite d'apoplexies pulmonaires. Et cependant les symptômes tricuspidiens sont *moins intenses*, et l'œdème reste modéré.

Observation IX

Hôpital Cochin. Service de M. Bucquoy, salle Saint-Philippe, n° 10.

Dubois, 35 ans, scieur de pierres, entré le 10 février 1878.

Dubois était d'une bonne santé habituelle. Pas de rhumatismes, pas de palpitation ni d'oppression. Depuis un an cependant, il a ressenti un certain engourdissement dans les jambes. Il a remarqué que son ventre a augmenté de volume, depuis trois semaines seulement.

Jamais il n'a eu de battements de cœur ; pas d'hémorrhagies, pas de sang dans les garde-robes, l'appétit est conservé, le malade ne présente pas d'antécédents alcooliques évidents.

A l'examen direct on constate que le ventre est d'un volume considérable, les veines abdominales dilatées ; il y a tous les signes d'une ascite considérable. Jaunisse assez marquée.

A l'auscultation du cœur on entend un souffle diffus dans toute la région du cœur, et aux deux temps. Les bruits du cœur sont irréguliers.

Traitement. -- Eau de Vichy. Julep avec iodure de potassium, 0,75. Teinture de digitale, dix gouttes.

Sous l'influence de ce traitement, les bruits du cœur se régularisent, et le 1er mars on constate nettement un souffle très superficiel, systolique et limité à la pointe.

Le volume du ventre continue à s'accroître, la dyspnée est intense.

Le 5 *mars*. — La ponction est pratiquée et évacue 7 à 8 litres de liquide citrin.

On peut alors constater par le palper et la percussion que le foie est dur, irrégulier, sans que son volume soit beaucoup au-dessous de la normale.

Pendant plusieurs jours, alternatives de douleurs et d'amélioration, de diarrhée et de constipation. Le souffle mitral a disparu.

Les troubles du côté du cœur se sont modifiés. A chaque battement, la paroi thoracique éprouve un retrait systolique au niveau de la pointe, ce qui fait croire à des adhérences du péricarde. Le souffle mitral est remplacé par un *dédoublement* très marqué du deuxième temps.

A partir du 28 mars, le liquide se reforme très abondant dans le ventre ; les jambes s'œdématient. Le 7 avril, il se fait une éruption de purpura hémorrhagique sur le ventre et les membres inférieurs. Le 11, le malade se plaint d'un point de côté ; et l'on constate des frottements pleuraux.

Le 14, l'éruption purpurique est presque éteinte, mais le malade est sujet à des vomissements porracés. Le souffle mitral a reparu.

Régime lacté. — Extrait d'opium, 0,05. Le malade s'amaigrit, et se cachectise.

Il sort sur sa demande le 15 avril dans un état qui le fait croire près de sa fin.

On a appris depuis que le malade était presque entièrement guéri; mais on n'a pas pu obtenir de renseignements détaillés.

Voir les tracés sphygmographiques 2, 3, 4.

Observation X

Hôpital Cochin. Service de M. Bucquoy, suppléé par M. Rendu, salle Sainte-Marie, n° 10.

Pinot, François, 56 ans, charretier. Entré à l'hôpital le 14 septembre 1878.

Il a eu, il y a trente ans, les fièvres intermittentes en Afrique. Il y a un an, il a eu une jaunisse. Pinot avoue des habitudes alcooliques.

Depuis le 10 juillet, il a remarqué que son ventre enflait. Il ressentait en même temps un certain malaise; digestions pénibles, constipation; un peu de sang dans les garde-robes. Il n'y eut pas d'autres hémorrhagies, et Pinot n'eut pas de nouvelle jaunisse.

A son entrée à l'hôpital, Pinot a le ventre extrêmement enflé et rempli d'une énorme quantité de liquide. Fluctuation, matité qui se déplace, etc. Les veines de l'abdomen sont distendues, et il y a une hernie ombilicale dont le sac contient du liquide; les jambes ne sont pas enflées. Urines rares, pigmentées par l'hémaphéine. Pas d'ictère. Pouls petit et fréquent.

Il y a au cœur un *roulement* systolique bien accusé.

L'état général est bon.

Le 20, ponction avec l'appareil aspirateur. On a laissé environ le quart du liquide dans l'abdomen et la ponction a évacué 9 litres de liquide citrin.

Le malade se sent soulagé; pas de fièvre; il n'accuse même pas une légère fatigue. Le pouls est plus fort et un peu ralenti. Le roulement systolique persiste aussi intense qu'avant l'opération.

L'appétit reste médiocre. Le liquide ne se reproduit pas.

Traitement. Tisane de queues de cerises. Vin diurétique. Pepsine 0,50 cent.

Le lendemain, le pouls est encore plus lent que la veille. L'amélioration continue; les urines sont abondantes, moins chargées.

Le liquide néanmoins se reproduit un peu à partir du 27. Le 1er octobre, le malade sort sur sa demande, très amélioré, mais avec un ventre encore volumineux.

Voir les tracés sphygmographques 5 *et* 6.

Observation XI

Hôpital Necker. Service de M. Trélat remplacé par M. Monod, salle Sainte-Marie, nº 7.

Cartier, Catherine, 44 ans, fruitière. Entre le 27 septembre 1880.

Fait remonter sa maladie à plus de dix ans. Elle avait eu une tumeur de l'abdomen qui s'était développée lentement, sans qu'elle ait remarqué si elle avait débuté ou non sur le côté. Les règles en même temps s'étaient arrêtées. Le ventre était devenu très enflé. Au bout de deux ans, Cartier entra dans le service de M. Désormeaux. Sa tumeur fut considérée comme un kyste de l'ovaire, et ponctionnée. Le liquide mit quatre ans à se reproduire. On fit alors du côté gauche de l'abdomen, une seconde ponction qui évacua 8 ou 10 litres de liquide citrin.

Pendant longtemps, la malade n'a ressenti aucune souffrance. Les règles sont restées irrégulières, et quelquefois remplacées par des hémathémèses. Le liquide s'est rapidement reproduit depuis quatre mois. C'est alors que la malade entre à l'hôpital.

Ventre très volumineux, régulièrement arrondi, et ne retombant point en besace. Fluctuation et flot de liquide. Sonorité à la partie médiane supérieure, et matité en fer à cheval, plus étendue à droite,

La matité ne se déplace pas quand on fait coucher la malade sur le côté.

Œdème peu considérable des membres inférieurs.

L'état général est bon, le visage animé, teinte subictérique. Urines hémaphéiques.

Au cœur, on entend un souffle doux, mais bien distinct, au premier temps et dans *toute la région de la pointe.*

Le pouls est régulier, 80 pulsations par minute.

Le 4 octobre la ponction fut pratiquée et évacua environ 7 litres de liquide citrin (1).

La malade ne fut pas fatiguée de l'opération qui laissa une notable quantité de liquide dans l'abdomen.

Pouls avant la ponction, *régulier*, 84 pulsations.

1/4 d'heure après la ponction, 64 pulsations.

Irrégulier et présentant quelques pulsations avortées.

Les battements du cœur sont plus réguliers que ceux du pouls. Le souffle est resté parfaitement net. Il se limite maintenant à l'orifice tricuspidien.

Le 5, bon état général, météorisme assez accusé, 70 pulsations par minute.

Le 7, le liquide s'est reproduit assez abondant, 82 pulsations.

Le souffle du cœur semble moins bien limité, et le claquement mitral n'est pas net.

Le liquide continue à se reproduire.

Le 16 octobre. — La malade est très oppressée, menacée de suffocation. L'interne de garde doit faire une ponction d'urgence. Il retire 10 litres 1/2 de liquide.

Le liquide se reproduit lentement.

Le 27 octobre. — M. *Trélat*, fait la ponction quoique le ventre soit peu distendu. Il retire 3 litres 1/2 de liquide.

Pouls avant la ponction, 100 pulsations.

Pouls le 28 au matin, 82 pulsations (2).

1. Pendant la ponction il entra un peu d'air dans l'abdomen.

2. J'ai noté dans l'observation que j'ai sous les yeux que ce der-

La malade sortit peu de jours après sur sa demande sans que le liquide se soit notablement reproduit.

Observation XII (Autopsie).

Hôpital Cochin. — Service de M. Bucquoy, salle Saint-Philippe, n° 1.

Gauvin, Jean-Jacques 58 ans, cordonnier. Entré le 30 juillet 1878. Il est malade depuis près de dix-huit ans. La maladie semble avoir débuté par une tuméfaction de la région ombilicale, tuméfaction qui fut regardée comme une hernie épiploïque. On trouve encore à ce niveau un certain empâtement sans hernie. De plus le malade sentait son ventre lourd ; il existait de la dyspnée ; une gêne constante qui s'exaspérait par accès.

Le malade avoue des antécédents alcooliques sans de grands excès. Ses habitudes étaient celles des ouvriers de son âge ; et il ne s'enivrait que rarement.

La maladie s'aggrava peu à peu. Le malade s'affaiblissait et était enfin condamné au repos. A une époque qu'il ne peut pas préciser, il s'aperçut que son ventre enflait rapidement.

Depuis neuf mois, Gauvin est obligé de garder le lit. Le volume du ventre est devenu énorme, et l'oppression très intense.

Perte de l'appétit, teinte subictérique et cachectique, pas de fièvre.

Au moment de l'entrée du malade, son ventre retombant en outre à droite et à gauche mesure 1 mètre 15 de tour. Matité en fer à cheval, flot de liquide. Veines abdominales distendues, diarrhée verdâtre et quelquefois sanguinolente.

Les battements du cœur sont bien frappés. Le pouls est petit et

nier résultat peut être entaché d'erreur parce que, toute la journée du 27, la malade fut dans un grand état d'agitation qui devait accélérer le pouls.

fréquent (104 pulsations par minute). 20 respirations par minute. Dyspnée et respiration à type costal supérieur.

Ponction le 1er août. — La ponction évacue 12 litres de liquide citrin. La percussion et le palper font voir que le foie a conservé son volume normal ; il semble irrégulièrement bosselé. Le malade se trouve soulagé. Le pouls a repris de la force et il est moins rapide que le 30 juillet.

Les jours suivants, le liquide se reproduit, malgré de la diarrhée. Le ventre est douloureux. Le malade continue à s'affaiblir ; ses nuits sont agitées de rêves. Cet état se continue les 3, 4, 5, 6, 7 et 8 août. Le 9, il est dans un état d'assoupissement dont on le tire difficilement.

Le 10. — Le malade est plongé dans le coma.

Le volume du ventre a diminué, et la respiration ne semble pas anxieuse.

Mort dans la soirée du 10.

Autopsie. — *L'abdomen* contient encore 7 ou 8 litres de liquide citrin.

Le foie ne présente aucun des caractères de la cirrhose. Il est volumineux, régulier, lisse, jaune dans toute son étendue, et en état de dégénérescence graisseuse. Mais son tissu fibreux est résistant et le doigt le déchire difficilement.

Aucune tumeur dans l'abdomen. La veine porte n'est ni comprimée, ni rétrécie, ni altérée.

La rate ne présente aucune altération.

Les reins sont congestionnés.

Le péritoine est épaissi, blanc, fibreux, chargé de pelotons graisseux. Adhérences des intestins aux parois abdominales, par l'intermédiaire de longues brides fibreuses, dures, évidemment de date ancienne.

Le grand épiploon revenu sur lui-même ne descend pas au-dessous de l'ombilic. Il est épais de trois centimètres, irrégulier, chargé de graisse. Il se termine par un bord festonné qui, plus saillant à droite, a évidemment été pris à la palpation pour le foie.

Le péritoine pariétal est également épaissi.

Il se laisse facilement déchirer. Les vaisseaux abdominaux rampent dans son épaisseur.

Les poumons sont congestionnés et présentent des adhérences sur les parois et surtout au diaphragme.

Le cœur, surchargé de graisse, est très mou, flasque, applati, d'un petit volume, ses parois sont extrêmement minces. Les valvules sont saines.

(*Voir les tracés sphygmographiques sept et huit*).

Observation XIII (1) (*Autopsie*).

Au n° 2 de la salle Sainte-Marie à l'hôpital Cochin, est couché un nommé Lef... (Charles), âgé de 67 ans, comptable dans une distillerie. Il est entré dans le service de M. Bucquoy le 21 octobre 1878. Il se plaint d'être malade depuis deux mois; il éprouva d'abord dans le bas ventre des douleurs qui furent accompagnées de diarrhée bilieuse pendant quatre ou cinq jours. Puis il fut pris de ténesme et rendit, tantôt des matières mélangées de sang, tantôt, mais plus rarement, du sang pur.

Trois semaines après, il s'aperçut que son ventre enflait ; il éprouva en même temps quelques coliques, perdit l'appétit, fut constipé et rendit des matières jaunes ou grises peu abondantes. L'ascite fit des progrès lents, jusqu'à l'entrée du malade à l'hôpital où l'on constate l'état suivant :

État actuel. — L'abdomen très volumineux est le siège d'une ascite manifeste. La percussion donne à la partie supérieure une sonorité, et sur les parties latérales une matité que l'on peut déplacer en

1. Cette observation a été publiée par M. A. Surre, auquel je l'avais communiquée (Etude sur diverses formes de scléroses hépatiques, etc. Doctorat 1879. Observation I, page 22).

faisant varier la position du malade. Sa circonférence à la partie la plus saillante mesure 114 centimètres.

Les jambes ne sont nullement œdématiées.

La face est un peu congestionnée, les extrémités sont refroidies.

La respiration est facile, mais fréquente. On compte 26 mouvements respiratoires par minute.

Le pouls est petit et fréquent, 92 pulsations; les battements du cœur sont bien claqués et sans bruit de souffle.

L'appétit est à peu près nul. Pas de vomissements; un peu de ténesme alternant avec de la diarhée; selles jaunâtres, quelquefois sanguinolentes.

Le foie, qui remonte jusqu'à 1 centimètre au-dessous du mamelon ne peut être délimité inférieurement.

La matité donnée par la rate remonte à 3 centimètres au dessous du mamelon.

Les causes de cette maladie sont bien nettes. Commis dans une forte maison de distillation à bon marché où l'on employait principalement l'alcool retiré des pommes de terre, le malade a bu beaucoup d'eau-de-vie et d'absinthe; il buvait d'une façon irrégulière, à toute heure de la journée sans toutefois s'enivrer. Il a pu respirer en outre des émanations d'acide cyanhydrique avec lequel on sophistiquait les absinthes tout près de son bureau.

Les jours suivants, l'état du malade reste le même sans présenter ni amélioration ni aggravation rapide. Les forces sont toujours diminuées, l'appétit nul.

Le 9 *novembre.* — L'abdomen mesure une circonférence de 119 centimètres. M. Bucquoy pratique la ponction et retire 8 litres 1/2 de liquide citrin.

Le 10 — Le malade est affaibli et fatigué par une diarrhée abondante. Le pouls reste petit et accéléré. Le liquide ascitique continue à suinter par la piqûre faite avec le trocart. On prescrit du sous-nitrate de bismuth et du diascordium.

Le 11. — Le malade est tranquille. Il a bien dormi, il se sent un peu plus fort. *Le pouls est moins petit et légèrement ralenti.* La diarrhée est arrêtée.

Le 14. — L'état général est assez bon. Le ventre ne prend pas de volume. Il y a un léger météorisme abdominal. La pression ne détermine aucune douleur. L'appétit est toujours très faible.

Le malade mange et boit très peu. Pas de diarrhée. Les matières fécales sont demi-solides, jaunes, sans mélange de sang. Les urines sont chargées et peu abondantes; elles ne dépassent pas 500 grammes en vingt-quatre heures. Le malade est trop faible pour se lever.

Le 16. — Même état. Un œdème considérable envahit les bourses, la paroi abdominale, et monte jusqu'à l'aisselle du côté droit (côté de la piqûre).

Le 18. — Les forces reviennent peu à peu. Léger appétit. Le tissu cellulaire des bourses et de la paroi abdominale du côté droit reste infiltré.

Le 25. — Le malade se plaint de vives douleurs dans l'abdomen qui est distendu. Pas de gaz; peu d'ascite. État général plus mauvais que les jours précédents. Appétit nul; pas de diarrhée. Urines chargées et peu abondantes. L'œdème de la paroi abdominale et des bourses a disparu.

Le 27. — Amélioration notable. Peu de douleur, léger appétit; urines claires et peu abondantes. L'ascite ne fait pas de progrès.

Le 1er *décembre.* — État général bon. Le ventre augmente de volume.

Le 5. — Deuxième ponction.

Le 7. — Le malade va assez bien. Le ventre ne reprend pas de volume; les urines sont plus abondantes. Un peu de constipation. Le liquide de l'ascite continue à couler par la piqûre du trocart.

Le 14. — Le malade continue à être assez bien mais il ne mange pas, déjà depuis longtemps, et s'affaiblit beaucoup. Le volume du ventre n'augmente pas.

Dans la soirée, il s'éteint tranquillement, sans agonie, comme de faiblesse.

Autopsie faite le 16 : thorax. Les poumons sont sains; pas d'adhérences pleurales. Le cœur est petit, flasque, un peu graisseux. Pas de lésions valvulaires.

Dans l'aorte, athéromes très considérables, très durs.

Abdomen. — Peu de liquide épanché dans la cavité abdominale. L'intestin est anémié. Le foie est jaune roux, très petit, dur, excessivement granuleux. Les granulations sont jaunâtres, du volume d'un petit pois. A la coupe il présente le même aspect.

TABLE DES MATIÈRES

Première Partie. — De quelques troubles mécaniques de la circulation du sang dans les maladies du cœur 5

Introduction 5

Chapitre Premier. — Cause mécanique de quelques lésions organiques du cœur. 19

§ 1. — Insuffisance mitrale consécutive à une lésion aortique 19

§ 2. — Insuffisance tricuspidienne consécutive à une lésion mitrale 24

Chapitre II. — Des modifications de la pression et de la vitesse du sang dans les maladies du cœur. 26

Section I. — Modification de la pression et de la vitesse du sang, résultant de lésions du cœur. 29

§ 1. — Modifications de la pression sanguine résultant de lésions du cœur 29

I. — Modifications de la pression sanguine dans la dilatation passive du cœur, et dans l'affaiblissement de ses contractions 29

Principes d'hydraulique applicables à l'étude de la circulation dans les maladies du cœur 33

II. — Modifications de la pression du sang dans les lésions des orifices et des valvules du cœur. 44

1° Lésions des orifices du cœur gauche 44

A. — Lésions de l'orifice aortique. 44

B. — Lésions de la valvule mitrale et de l'orifice mitral 53

2° Lésions des orifices du cœur droit 54

A. — Lésions de l'orifice et de l'artère pulmonaire. . . 54

B. — Lésions de l'orifice et de la valvule tricuspide . 55

§ 2. — Modifications de la vitesse du cours du sang, résultant de lésions du cœur. 57
Section II. — Modifications de la pression et de la vitesse du sang, résultant de lésions des vaisseaux. . . . 59
§ 1. — Modifications de la pression et de la vitesse du sang consécutives aux anévrysmes, et spécialement aux anévrysmes de la crosse de l'aorte 59
Principes d'hydraulique applicables aux anévrysmes. 59
§ 2. — Modifications de la pression et de la vitesse du sang consécutives aux lésions généralisées dans l'arbre vasculaire. 61
A. — Athéromes généralisés. 62
B. — Asthénie vasculaire 62
Chapitre III. — Conséquences des modifications de la pression et de la vitesse du sang dans les maladies du cœur, relatives aux hydropisies et aux phénomènes asystoliques en général 65
Chapitre IV. — Applications à la thérapeutique et à l'hygiène des maladies du cœur. 81
Seconde Partie. — De quelques troubles mécaniques de la circulation du sang dans la compression des vaisseaux. 91
Conclusions. 104
Observations 107
Planches. 130

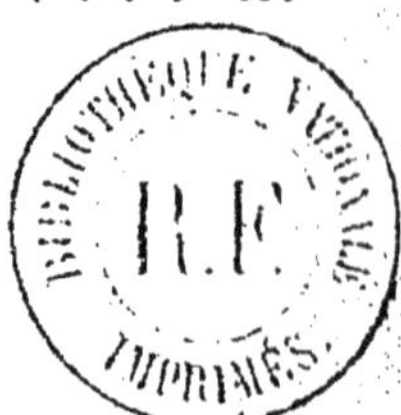

Imprimerie A. Derenne, Mayenne. — Paris, boul. Saint-Michel, 52

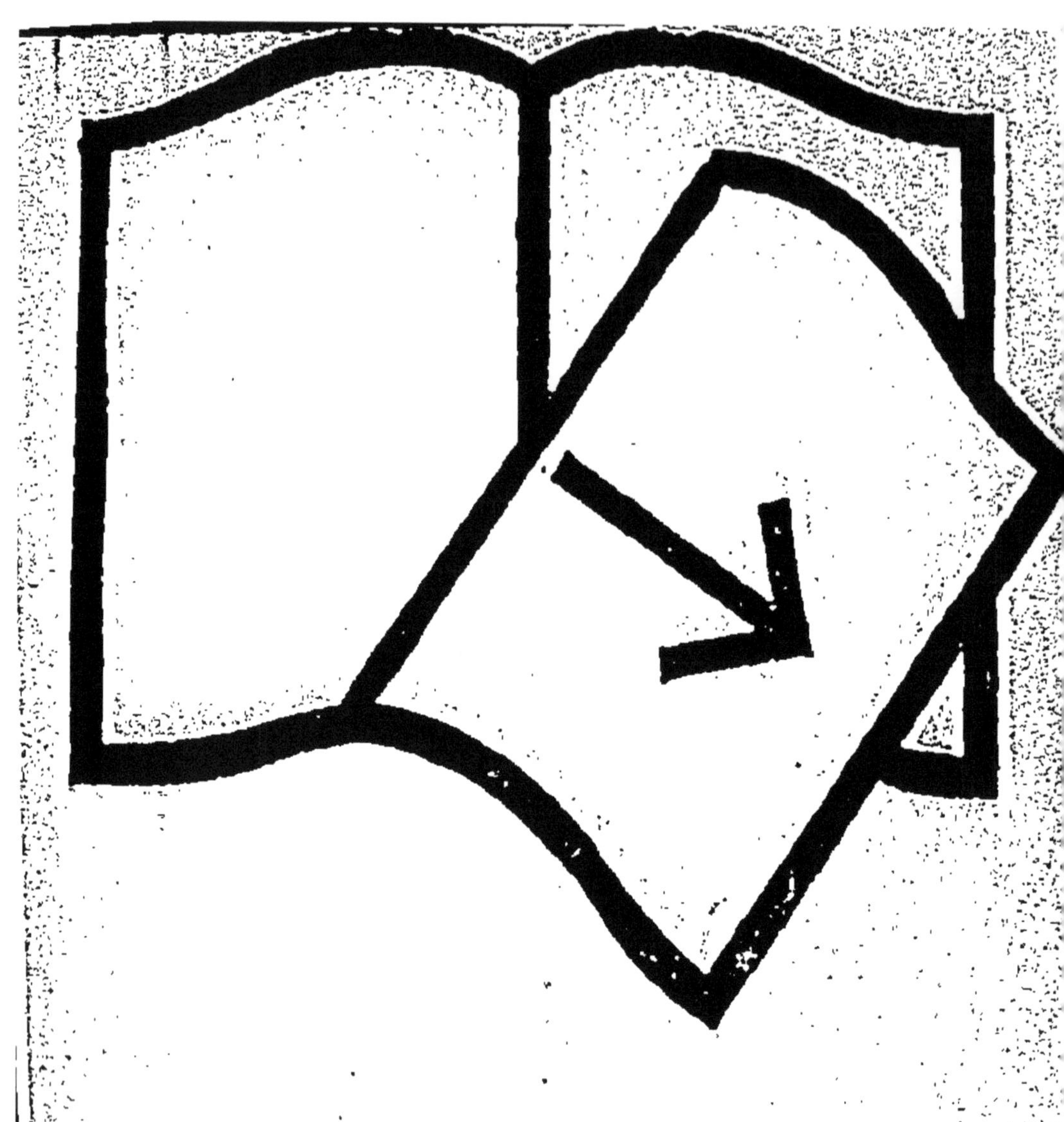

Imprimerie A. DERENNE, Mayenne. — Paris, boulevard Saint-Michel, 52.

www.ingramcontent.com/pod-product-compliance
Ingram Content Group UK Ltd.
Pitfield, Milton Keynes, MK11 3LW, UK
UKHW021111220726
13924UKWH00004B/1641

9 782016 131428